Von Dr. Martin Hirte sind bereits folgende Titel erschienen:
Impfen – Pro & Contra
Impfen ab 60
HPV-Impfung

Über den Autor:
Dr. Martin Hirte, Jahrgang 1954, ist Facharzt für Kinder- und Jugendmedizin und führte von 1990 bis 2021 eine Kinderarztpraxis mit den Schwerpunkten Allergologie, Homöopathie und Impfberatung in München. Er ist verheiratet, hat vier Kinder und bisher vier Enkelkinder.
Dr. Martin Hirte ist Mitherausgeber des Buches »Homöopathie in der Kinder- und Jugendmedizin«.

Dr. Martin Hirte

Impfen – kurz & praktisch

Orientierungshilfe für Eltern
bei der Impfentscheidung

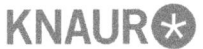

Besuchen Sie uns im Internet:
www.mens-sana.de

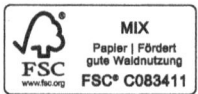

Originalausgabe April 2018
Überarbeitung September 2025
Knaur Taschenbuch
© 2018/2019/2020/2022/2024/2025 Knaur Verlag
Ein Imprint der Verlagsgruppe
Droemer Knaur GmbH & Co. KG
Maria-Luiko-Straße 54, 80636 München

Redaktion: Stefanie Egner
Covergestaltung: ZERO Werbeagentur, München
Coverabbildung: Gettyimages/Plume Creativ
Satz: Adobe InDesign im Verlag
Druck und Bindung: CPI books GmbH, Leck
ISBN 978-3-426-87807-1

Kontaktadresse nach EU-Produktsicherheitsverordnung:
produktsicherheit@droemer-knaur.de

8   10   11   9   7

Inhalt

Die Impffrage 7

Die Impfempfehlungen 9

Der Einfluss der Pharmaindustrie 13

Impfnebenwirkungen 15

Der Impfzeitpunkt 19

Die Impfentscheidung 21

Impfalternativen 25

Was können Sie sonst noch tun? 29

Die Impfungen im Einzelnen 31

    Tetanus 31

    Diphtherie 36

    Polio 41

    Keuchhusten 43

    Hib (Hämophilus influenzae B) 48

    Hepatitis B 51

    Pneumokokken 55

    Meningokokken B und C 58

Rotavirus 63

Masern 66

Mumps 71

Röteln 74

Windpocken 77

HPV (Humanes Papilloma Virus) 79

Grippe (Influenza) 82

FSME 85

COVID-19 89

Respiratorisches Synzytial-Virus (RSV) 93

Reiseimpfungen 95

Anhang 99

Hilfen für die Auswahl von Impfstoffen
für die individuelle Impfentscheidung 99

Weiterführende Literatur und
Internetadressen 104

Die Impffrage

Schon kurz nach der Geburt Ihres Kindes werden Sie als Eltern mit der Impffrage konfrontiert. Die Gesundheitsbehörden sehen für Säuglinge ein umfangreiches Impfprogramm vor. Impfungen werden als wichtigste und wirkungsvollste Präventionsmaßnahme zur Verhütung von Infektionskrankheiten dargestellt.

Impfungen sind jedoch nur *ein* Aspekt von Krankheitsvorsorge und nicht immer der kostengünstigste, wirksamste und schonendste. Es werden immer mehr Impfstoffe entwickelt und zugelassen, bei denen der individuelle und gesellschaftliche Nutzen unklar ist. Angesichts der übereilten Zulassungen vieler Impfstoffe und der ständig erweiterten Impfempfehlungen muss man sich fragen, ob die zuständigen Behörden hier die nötige Sorgfalt walten lassen.

Eine wichtige offene Frage ist vor allem die Sicherheit. Impfstoffe werden in diesem Aspekt schlechter untersucht als alle anderen Medikamente, denn sie werden in der Regel nicht gegen Placebo getestet. Da es sich beim Impfen jedoch um einen Eingriff an gesunden Menschen handelt, müssten Nutzen und Risiko genau untersucht und gegeneinander abgewogen werden.

In diesem Impf-Ratgeber gehe ich in Kurzform auf verschiedene Aspekte des Impfens und auf die in Deutschland, Österreich und der Schweiz empfohlenen Impfungen für Kinder ein. Ausführlichere Informationen und Literaturhinweise finden Sie in meinem 2012 erschienenen Buch »Impfen – Pro und Contra«, das stets aktualisiert und auf den neuesten Stand gebracht wird.

Als Mitglied des Vereins »Ärzte für individuelle Impfentscheidung« spreche ich mich entschieden gegen die Einführung einer Impfpflicht aus, wie sie mit populistischen und postfaktischen Argumenten immer wieder gefordert wird. Weder gibt es eine »zunehmende Impfmüdigkeit«, noch drohen Infektionskrankheiten mit hoher Sterblichkeit und epidemischer Ausbreitung.

Mit der Forderung nach einer Impfpflicht sollen Eltern diszipliniert werden, die sich zu Präventionsmaßnahmen eigene Gedanken machen. Wenn ein demokratischer Staat solche Maßnahmen als sinnvoll ansieht, muss er auf Aufklärung setzen. Die UNESCO hat 2005 einstimmig formuliert: »Jede präventive, diagnostische und therapeutische medizinische Intervention hat nur mit vorheriger, freier und nach Aufklärung erteilter Einwilligung der betroffenen Person auf der Grundlage angemessener Informationen zu erfolgen.«

Die Masern-Impfpflicht in Deutschland könnte ein Türöffner sein für weitere verpflichtende Prophylaxe-Maßnahmen, die das Recht auf körperliche Unversehrtheit, das Elternrecht auf Pflege und Erziehung und das Recht auf Religionsfreiheit aushebeln. Gerade vor dem Hintergrund der deutschen Geschichte muss solchen Initiativen Einhalt geboten werden.

Die Impfempfehlungen

Die öffentlichen Impfempfehlungen werden von den zuständigen Kommissionen ständig überarbeitet und ausgeweitet. Nahezu jeder neu entwickelte Impfstoff hält über kurz oder lang Einzug in die Impfempfehlungen, ohne dass Verträglichkeit, Nachhaltigkeit und Kosteneffizienz genügend geklärt sind. Die ursprüngliche Absicht von Impfprogrammen, lebensbedrohliche Seuchen zu verhindern, ist längst verlassen: Die Verantwortlichen gehen grundsätzlich davon aus, dass jede Impfung mehr nützt als schadet. Das kommt nicht von ungefähr: Zahlreiche Mitglieder der nationalen Impfkommissionen haben enge Verbindungen zu den Impfstoffherstellern.

Es bleiben viele Fragen offen: Ist es sinnvoll, diese oder jene Krankheit zu verhindern oder auszurotten? Was sind die Langzeitfolgen einer Impfung, und führt sie tatsächlich zu mehr Gesundheit? Welche Kosten kommen auf das Gesundheitswesen zu, und welchen Effekt könnte man mit diesen Geldern in anderen Bereichen der gesundheitlichen Vorsorge erzielen?

Eine verlässliche Risiko-Nutzen-Abwägung ist weder für den Impfling noch für den Arzt möglich. Daher sind verbindliche Impfempfehlungen verfassungsrechtlich zweifelhaft: Der Staat verstößt hier gegen seine grundrechtlichen Schutzpflichten. Dessen ungeachtet werden Kinderkrippen, Kindergärten und Schulen zunehmend dazu verpflichtet, durch die Organisation von Impfheftkontrollen und künftig Anzeigen beim Gesundheitsamt den Vollzug von Impfungen zu forcieren.

Die Impfpläne in Deutschland, Österreich und der Schweiz ähneln sich weitgehend. Die Schweizer Behörden priorisieren, das heißt, sie unterscheiden zwischen wichtigen Basisimpfungen und weniger wichtigen Ergänzungsimpfungen. In Deutschland und der Schweiz werden alle öffentlich empfohlenen Impfungen von den Krankenkassen bezahlt. In Österreich ist die Kostenübernahme auf bestimmte Impfungen und Impfstoffe beschränkt.

Die nationalen Impfempfehlungen sind im Internet leicht zu finden, wenn Sie im Browser eingeben:

- für Deutschland: »Empfehlungen STIKO«
- für Österreich: »Impfplan Österreich«
- für die Schweiz: »Schweizerischer Impfplan«

Die öffentlichen Impfempfehlungen gelten als medizinischer Standard. Jeder Arzt muss sie kommunizieren und die entsprechenden Impfungen anbieten. Bei Abweichung begibt er sich in eine juristische Gefahrenzone: Er kann für Krankheiten haftbar gemacht werden, die wegen unterlassener Impfungen auftreten. In Deutschland haben Ärzte auch deutliche wirtschaftliche Vorteile, wenn sie maximal impfen, denn Impfleistungen belasten nicht das gedeckelte Budget. Die meisten Ärzte bieten aufgrund dieser Situation keine Alternativen zum offiziellen Impfplan an.

Ärztliche Kunst besteht jedoch nicht aus blinder Befolgung von Leitlinien, juristischer Absicherung und Ausloten der

Gebührenordnung. Sie gründet auf der Verantwortung für die Gesundheit jedes einzelnen Patienten, und dabei spielen neben dem medizinischen Wissen auch Erfahrung und Intuition eine große Rolle. Oberste Maxime sollte es sein, dem Patienten nicht zu schaden und jede ärztliche Maßnahme gründlich abzuwägen.

Patientenorientierte Ärzte bieten daher ein individuelles Vorgehen beim Impfen an. Wenn Sie nicht alle Impfungen zum frühestmöglichen Zeitpunkt durchführen lassen wollen, dann suchen Sie einen Arzt auf, der keinen Druck ausübt, der Ihnen verschiedene Wege beim Impfen aufzeigt und der auf Ihr gut informiertes Einverständnis Wert legt. Das kann auch bei Kindern einmal ein Hausarzt oder Erwachsenenmediziner sein.

Wünschen Sie ein Abweichen von den öffentlichen Impfempfehlungen, wird Ihr Arzt das dokumentieren und es sich schriftlich von Ihnen bestätigen lassen. Zu seiner juristischen Entlastung reicht etwa folgender Wortlaut aus: »Ich bin über die öffentlichen Impfempfehlungen aufgeklärt worden, möchte aber nicht, dass mein Kind (danach) geimpft wird.«

Der Einfluss der Pharmaindustrie

Seit Jahren sind Impfstoffe die Arzneimittelgruppe mit der größten Umsatzsteigerung. Die öffentlichen Empfehlungen machen sie zu profitablen Selbstläufern, denn Marketing wird dadurch weitgehend überflüssig. Zudem befinden sich die Impfstoffhersteller in einem geschützten Bereich: Bei Schäden durch empfohlene Impfungen übernimmt die öffentliche Hand die Haftung – vorausgesetzt, der Geschädigte kann überzeugend darlegen, dass die Impfung die wahrscheinliche Ursache ist.

Die Forschung im Impfbereich wird nahezu ausschließlich von den Impfstoffherstellern finanziert und strebt den Wirksamkeitsnachweis von Impfstoffen in möglichst kurzer Zeit an, ohne die Sicherheit und vor allem langfristige Nebenwirkungen ausreichend zu prüfen. Dieses Vorgehen wird den Herstellern leicht gemacht, denn die Zulassungsbehörden sparen wichtige Sicherheitsaspekte bei der Prüfung aus. Sie legen die Hürden niedrig, weil sie sich vorrangig über die Zulassungsgebühren finanzieren.

Es gibt auch keine systematische Beobachtung eventueller Probleme nach der Einführung und massenhaften Anwendung neuer Impfstoffe. Die Hersteller werden hierzu nicht verpflichtet, und freiwillige Meldesysteme für Impfnebenwirkungen sind eine Farce. Es werden schätzungsweise nur fünf bis zehn Prozent aller Impfkomplikationen gemeldet. Kommerzielle Forschungsergebnisse sind oft manipuliert oder verschwinden in der Schublade, wenn sie für das Produkt ungünstig ausfallen. Alle großen Pharma- und Impfstoffhersteller wurden schon wegen krimineller Machenschaften zu hohen Geldstrafen verurteilt. Nachgewiesen wurden unter anderem Fälschungen von Studien, falsche Angaben zur Sicherheit von Medikamenten, Werbung für nicht zugelassene Anwendungen von Arzneimitteln und Schmiergeldzahlungen an Ärzte.

Ärzte sind einem Trommelfeuer an Impfstoffwerbung ausgesetzt. Die meisten Kongresse und Lehrveranstaltungen zum Impfthema sind von Impfstoffherstellern gesponsert. Auch medizinische Zeitschriften und ärztliche Standesorganisationen haben sich von Medikamentenanzeigen und Zuwendungen der Pharmabranche abhängig gemacht.

Der Einfluss der Impfstoffhersteller reicht auch weit hinein in die Zulassungsbehörden, Impfkommissionen, medizinischen Fakultäten, Gesundheitsministerien und sogar in die Weltgesundheitsorganisation. Überall tummeln sich Lobbyisten und Stiftungen, die ein Klima schaffen, das den Absatz von Impfstoffen fördert.

So deklarieren auch viele Mitglieder der nationalen Impfkommissionen gravierende Interessenskonflikte. Gremien, in denen solche Experten sitzen, sollten aufgelöst werden, denn sie sind nicht in der Lage, eine vertrauenswürdige Bewertung von Impfprogrammen vorzunehmen. Nutzen, Risiken und Kosten von Impfprogrammen sollten von unabhängigen Experten beurteilt werden, die es nicht als ihre primäre Aufgabe sehen, Impfungen unter die Leute zu bringen, sondern Möglichkeiten der Gesundheitserhaltung und Krankheitsprävention umfassend zu bewerten.

Impfnebenwirkungen

Impfungen können wie alle Medikamente negative Aus-wirkungen auf die Gesundheit haben. Experten sprechen von Impfreaktionen oder Impfnebenwirkungen, bei bleibenden Beschwerden auch von Impfschäden.

Bei Verdacht auf eine Impfnebenwirkung sind Ärzte verpflichtet, Meldung an die Gesundheitsbehörden (örtliches Gesundheitsamt) zu erstatten. Es ist jedoch ein offenes Geheimnis, dass nur ein Bruchteil der tatsächlichen Ereignisse gemeldet wird. Impfnebenwirkungen sind ein Tabuthema, denn es herrscht eine enorme Angst vor der sogenannten Impfmüdigkeit.

Betroffene Patienten können in Fällen, in denen der Arzt nicht reagiert, die Meldung selbst vornehmen – in Deutschland an das Paul-Ehrlich-Institut (www.pei.de), in Österreich an das Bundesamt für Sicherheit im Gesundheitswesen, in der Schweiz an das Bundesamt für Gesundheit.

Akute Impfnebenwirkungen können Folgendes betreffen:
- die Impfstelle: Schwellung, Schmerzen, Rötung, Abszess etc.
- das Immunsystem: Fieber, Krankheitsgefühl, Entzündungen, allergische Reaktionen bis hin zum sehr seltenen, aber lebensbedrohlichen allergischen Schock

- das Nervensystem: Schlafstörungen, Wesensveränderung, neurologische Ausfälle, Krampfanfälle, Hirnentzündungen, Nervenentzündungen, Nervenschäden
- spezifische Organe, auf die der Impfstoff besonders einwirkt: z. B. Innenohr oder Bauchspeicheldrüse bei der Mumpsimpfung, die Gelenke bei der Rötelnimpfung, der Darm bei der Rotavirusimpfung

Es gibt auch zahlreiche Hinweise auf unerwünschte Langzeitfolgen durch Impfungen. Alle Kombinationsimpfstoffe für Säuglinge enthalten als Wirkungsverstärker Aluminiumhydroxid. Bei Impfungen nach den öffentlichen Empfehlungen wird ein Kind im ersten Lebensjahr mit dem Hundert- bis Tausendfachen der Menge Aluminium belastet, die er über die Muttermilch aufnimmt.

Das injizierte Aluminium entfacht einen Sturm von Botenstoffen, der die Antikörperbildung anheizt und Regulationsstörungen im frühkindlichen Immun- und Nervensystem verursachen kann. Mit Wirkungsverstärkern hochgerüstete Impfstoffe enthalten auch alle notwendigen Bestandteile für die Auslösung allergischer oder autoimmuner Erkrankungen. Da solche Impffolgen eine lange Inkubationszeit haben, ist das Risiko nicht wirklich einzuschätzen.

- Geimpfte Säuglinge sind infektanfälliger als ungeimpfte; unter den Lebensbedingungen in Entwicklungsländern haben sie sogar eine erhöhte Sterblichkeit.
- Untersuchungen an menschlichen Nervenzellen und Tierbabys zeigen, dass Aluminium die Reifung und Verschaltung von Nervenzellen stören kann. Bei Frühgebo-

renen verzögert sich schon durch Spuren von Aluminium die neurologische Entwicklung.

- Studien zeigen, dass schon das Verschieben des Impfbeginns vom dritten auf den vierten Monat signifikant
das Risiko für Neurodermitis verringert und dass das
Verschieben des Impfbeginns um drei Monate das
Risiko für Asthma im Schulalter nahezu halbiert.
- Nach der Hepatitis-B-Impfung steigt das Risiko für
Multiple Sklerose und andere neurologische und autoimmune Erkrankungen. Im Zusammenhang mit der
HPV-Impfung sind Tausende von Mädchen an dem
autoimmunen chronischen Schmerzsyndrom CRPS erkrankt.

Anstatt diese Hinweise ernst zu nehmen, wiegeln die Gesundheitsbehörden ab. Die Angst vor Impfskepsis und die
engen Kontakte zur Impfindustrie führen zu einer Grund-
haltung, die mit Patienten- bzw. Verbraucherschutz nichts
zu tun hat.
Studien, in denen Ungeimpfte mit Geimpften über längere
Zeit verglichen werden, wurden bisher nie durchgeführt.
Es bleibt viel Raum für Spekulation. Das erklärt, warum
sich im Impfbereich besonders viele Fundamentalisten
tummeln – sowohl was Pro als auch Contra betrifft.

Der Impfzeitpunkt

Die Gesundheitsbehörden empfehlen Impfungen ab dem Alter, in dem das Immunsystem frühestens einen akzeptablen Impfschutz aufbaut. Dies ist bei der oralen Impfung gegen Rotaviren die siebte Lebenswoche, bei Totimpfstoffen (gegen Tetanus etc.) die neunte Lebenswoche und bei den Lebendimpfstoffen gegen Masern, Mumps, Röteln und Windpocken der zwölfte Lebensmonat. Die Antikörperprophylaxe gegen RSV ist für Kinder, die im Herbst oder Winter geboren werden, sogar schon gleich nach der Geburt empfohlen.

Ob Impfungen zum frühestmöglichen Zeitpunkt auch das schonendste Vorgehen sind, wurde nie systematisch untersucht. Das Verschieben des Impfbeginns in das zweite Lebenshalbjahr oder ins Laufalter dürfte mit weniger Langzeitrisiken einhergehen.

Wer sein Kind später impfen lässt, sollte sich allerdings über die Impfungen gegen Keuchhusten und die Problemkeime Pneumokokken, Meningokokken und Hämophilus influenzae B informieren.

Die Impfentscheidung

In Österreich und der Schweiz sind alle Impfungen frei-
willig, in Deutschland gilt eine Masernimpfpflicht. Entscheidung und Verantwortung liegen weitgehend bei den
Eltern, so wie es auch in vielen anderen Bereichen der Fall
ist, die die Gesundheit eines Kindes betreffen.

Ärzte sind verpflichtet, über Impfungen detailliert aufzu-
klären. Sie stehen allerdings unter einem wachsenden
Druck seitens der Behörden, Standesvertretern und Krankenkassen, alle empfohlenen Impfungen auch wirklich
durchzuführen.

In Deutschland werden Impfberatungen im kassenärzt-
lichen Bereich sogar nur dann vergütet, wenn anschließend
gleich geimpft wird, wobei die Vergütung auch noch nach
der Anzahl der Impfungen gestaffelt ist. Es ist daher kaum
möglich, eine ergebnisoffene Beratung zu erhalten. Im
Grunde können Sie froh sein, wenn Ihr Arzt keinen Druck
auf Sie ausübt, sondern Ihnen die Entscheidung überlässt.

Um eine durchdachte Entscheidung zu treffen, müssen Sie
selbst aktiv werden und sich am besten aus mehreren
Quellen informieren, etwa auf den Internetseiten der
Impfkommissionen oder der »Ärzte für individuelle Impf-
entscheidung e. V.«, die Impfungen eher kritisch beurteilen.
Ausführliche Informationen einschließlich Literaturbe-
legen finden Sie, wie schon erwähnt, auch in meinem Buch
»Impfen – Pro und Contra«.

Informationsmaterial der Impfstoffhersteller ist denkbar einseitig und manipulativ. Sprechen Sie mit dem Arzt Ihres Vertrauens, diskutieren Sie mit anderen Eltern, lesen Sie nach und kommen Sie so zu einer informierten Entscheidung.

Ein wichtiger Punkt bei der Impfentscheidung ist die gesellschaftliche Verantwortung. Einige Impfempfehlungen zielen nicht nur auf den Schutz des einzelnen Kindes, sondern auch auf den Schutz seiner Umgebung. Ansteckung soll verhindert, die Ausbreitung eines Krankheitserregers eingedämmt werden. Als Eltern müssen Sie sich mit dieser altruistischen Seite des Impfens auseinandersetzen und sich die Frage stellen, hinsichtlich welcher Krankheiten Sie – möglicherweise auch zulasten Ihres Kindes – hier Verantwortung übernehmen wollen.

Das Abwägen zwischen den Risiken einer Erkrankung und den nur mangelhaft erfassten Nebenwirkungen und Spätfolgen einer Impfung ist schwierig bis unmöglich. Zwar übernimmt der Staat die Haftung für einen Impfschaden, aber nur, wenn der Geschädigte einen wahrscheinlichen Zusammenhang mit der Impfung glaubhaft machen kann.

Es gibt keine absolute Sicherheit für Ihr Kind. Vor dem Hintergrund nicht verlässlicher Informationen müssen Sie letztlich gefühlsmäßig entscheiden und auf die Richtigkeit dieser Entscheidung vertrauen. Lassen Sie sich dabei von Liebe und Vertrauen in den Lebensweg Ihres Kindes leiten. Sollte Ihr Kind dennoch von einer der sehr seltenen Komplikationen einer Impfung oder einer Krankheit betroffen sein, so müssen Sie das als sein Schicksal akzeptieren.

Einige weitere Hinweise zur Impfentscheidung:

- Lassen Sie sich nicht unter Zeitdruck setzen, sondern versuchen Sie möglichst gemeinsam mit Ihrem (Ehe-) Partner zu einer informierten Entscheidung zu kommen. In der *Salzburger Erklärung zur partizipativen Entscheidungsfindung* vom Februar 2011 heißt es: »Wir rufen Patienten dazu auf, sich zu trauen, Bedenken und Fragen offen zu äußern und deutlich zu machen, was für sie wichtig ist; zu erkennen, dass sie ein Recht darauf haben, an ihrer Versorgung gleichberechtigt mitzuwirken«. Ich würde es noch weitgehender formulieren: dass sie das Recht haben, die Entscheidungen zu ihrer Versorgung oder der ihres Kindes selbst zu treffen.

- Jede Impfung ist auch zu einem späteren als dem empfohlenen Zeitpunkt möglich, und wird dann in der Regel sogar besser vertragen: Die relative Belastung durch Impfzusatzstoffe sinkt mit Zunahme des Körpergewichts, und sowohl das Immun- als auch das Nervensystem sind mit zunehmendem Alter stabiler. Ein späterer Impfbeginn, etwa im zweiten Halbjahr oder im Laufalter, ist eine durchaus vertretbare Alternative.

- Zwischen den einzelnen Impfungen gibt es nur minimale, keine maximalen Abstände. Jede Impfung gilt, egal, wie lange sie her ist. Sie können Impfungen also immer verschieben.

- Eine begonnene Impfserie muss nicht zwangsläufig fortgesetzt werden. Sie können sich jederzeit umentscheiden.

- Wenn Sie Ihr Kind gegen mehrere Krankheiten impfen lassen wollen, ist es besser, Kombinationsimpfstoffe zu verwenden. Damit ersparen Sie Ihrem Kind schmerzhafte Injektionen.

- Sie sollten Ihr Kind nur impfen lassen, wenn Sie es für stabil genug halten. Insbesondere sollte es körperlich weitgehend gesund sein – normaler Appetit, gute Energie und gute Stimmung – und keinem aktuellen Stress unterliegen, etwa einer größeren Reise oder einem Sportwettkampf am Tag der Impfung. Ein abklingender Luftwegsinfekt ist kein Impfhindernis.
- Für die Wirkung sogenannter homöopathischer Impfungen gibt es keinen Beleg.

Impfalternativen

In Deutschland gelten die Impfempfehlungen der STIKO als »medizinischer Standard« – obwohl die Impfpläne in jedem Land Europas anders aussehen. Laut österreichischem Impfplan ist »ein Abraten von empfohlenen Impfungen ohne Vorliegen einer Kontraindikation … im Falle einer Erkrankung für die Ärztin oder den Arzt haftungsrelevant«. Laut der Schweizerischen Impfkommission sind »die Basisimpfungen […] von der Ärzteschaft ihren Patientinnen und Patienten gemäß den Vorgaben des Schweizerischen Impfplans zu empfehlen«. Ärzte bewegen sich daher bei der Empfehlung und Umsetzung von Impfalternativen in einer juristischen Grauzone.

Wünschen Sie ein Abweichen von den offiziellen Impfempfehlungen – wie es übrigens etwa ein Drittel der Eltern in Deutschland tut –, so steht es dem Impfarzt frei, dies auf einem Aufklärungsblatt zu dokumentieren und Ihnen zur Unterschrift vorzulegen.

In den letzten Jahren wird die individuelle Impfentscheidung dadurch erschwert, dass verschiedene Impfstoffe nicht mehr hergestellt oder oft monatelang nicht lieferbar sind. Zuverlässig lieferbar sind nur die Vielfachkombinationen, mit denen die offiziellen Impfpläne erfüllt werden. Es ist zu vermuten, aber nicht zu beweisen, dass dahinter eine konzertierte Aktion zwischen Herstellern und Impfkommissionen zur Durchsetzung einer maximalen Durchimpfung steckt.

Bei der Impfentscheidung für Säuglinge gibt es im Wesentlichen vier Möglichkeiten:

1. keine Impfung
2. Mehrfachimpfstoffe mit der Keuchhustenkomponente (zugelassen für die Grundimpfungen im Säuglingsalter):

- **Dreifachimpfstoff:** Infanrix® (Tetanus, Diphtherie, Keuchhusten), Zulassung nur in Deutschland. Lieferbarkeit eingeschränkt.
- **Vierfachimpfstoff:** Tetravac® (Tetanus, Diphtherie, Keuchhusten, Polio) in der Schweiz und DTaP-IPV Vakzine SSI® in Österreich, ersetzbar durch den Dreifachimpfstoff Infanrix® und den Polio-Einzelimpfstoff.

  Alternativen ohne Zulassung sind
  - die niedrig dosierten Vierfachimpfstoffe mit Zulassung ab drei bzw. vier Jahren (Repevax®, Boostrix-Polio®)
  - die Vierfachkomponente des Fünffachimpfstoffs Pentavac® ohne Zumischung des Hib-Fläschchens
- **Fünffachimpfstoffe:** Pentavac® oder Infanrix®-IPV +Hib (Tetanus, Diphtherie, Polio, Keuchhusten, Hib)
- **Sechsfachimpfstoffe:** Hexyon®, Hexacima® (A), Vaxelis®, Infanrix Hexa® (Tetanus, Diphtherie, Keuchhusten, Hib, Polio, Hepatitis B). Diese Impfstoffe ent-

sprechen den Impfempfehlungen in Deutschland, Österreich und in der Schweiz.

3. **Einzelimpfstoffe** gegen Tetanus (nur in D), Polio, Hib, Hepatitis B, Pneumokokken und Meningokokken B und C. Sie sind zugelassen für die Grundimpfungen im Säuglings- und Kleinkindalter.

4. **Td- oder TdPolio-Impfstoffe**: Diese niedriger dosierten (»d«) Impfstoffe haben eine Zulassung ab dem Alter von fünf Jahren:

- Revaxis®: Tetanus-Diphtherie-Polio-Impfstoff für die Auffrischung
- Td-pur®: Tetanus-Diphtherie-Impfstoffe für die Grund- immunisierung oder Auffrischung

Sie sind auch schon vor dem fünften Geburtstag gut wirk- sam und gut verträglich und eine »off-label«-Alternative, wenn Sie Ihr Kind gegen Tetanus und Diphtherie, nicht aber gegen Keuchhusten impfen lassen wollen (siehe Kapitel Diphtherie).

Entscheidungsbaum Impfen im ersten Lebensjahr

(nicht berücksichtigt: Meningokokken, Rotaviren)

Keuchhustenimpfung?

→ Ja

Hib-Impfung?

→ Ja

5-fach-Impfstoffe
Tetanus, Diphtherie, Keuchhusten, Polio, Hib
(Pentavac®,
Infanrix®-IPV + Hib)

→ Nein

3-fach-Impfstoff
Tetanus + Diphtherie + Keuchhusten
(Infanrix®, nur in D)

4-fach-Impfstoffe
Tetanus, Diphtherie, Polio, Keuchhusten:
• Tetravac® (CH)
• DTaP-IPV Vakzine SSI® (A)
• Infanrix® (D) und Polioimpfstoff IPV-Mérieux® (D)

6-fach-Impfstoffe
Tetanus, Diphtherie, Keuchhusten, Polio, Hib, Hepatitis B
(Hexyon®, Hexacima®, Vaxelis®, Infanrix Hexa®)

→ Nein

Diphtherie-Impfung?

→ Nein

Einzelimpfstoffe
• Tetanus (Tetana Injektions suspension®, D)
• Polio (IPV Mérieux®, Polio Salk Mérieux Poliorix®)
• Hib (Hiberix®)
• Hepatitis B (z. B. HbVaxPro®)
• Pneumokokken
(Prevenar 13®, Vaxneuvance®)

→ Ja

»d«-Impfstoffe
(niedrig dosiert, Zulassung ab fünf Jahren, wirksam ab sechs Monaten):
• Tetanus, Diphtherie
(Td-pur®)
• Tetanus, Diphtherie, Polio
(Revaxis®)

Was können Sie sonst noch tun?

Geben Sie Ihrem Kind in den Tagen nach einer aluminiumhaltigen Impfung Mineralwasser mit hohem Siliziumgehalt zu trinken (Volvic, Gerolsteiner Medium, Radenska). Dadurch wird die Ausscheidung von Aluminium über die Nieren gefördert.

Stärken Sie die Abwehrkräfte Ihres Kindes: Stillen Sie es nach Möglichkeit in den ersten sechs Monaten voll und ernähren Sie es auch später möglichst gesund.

Lassen Sie niemanden in Ihrer Wohnung oder in Gegenwart Ihres Kindes rauchen, und wenn Sie selber Raucher sind, so hören Sie damit auf, damit Sie Ihrem Kind und sich selbst ein möglichst langes und gesundes Leben ermöglichen.

Ermöglichen Sie Ihrem Kind stressfreies Spielen, Malen und Musizieren. Geben Sie es nicht schon zu früh in eine Gemeinschaftseinrichtung.

Seien Sie kritisch gegenüber der Verordnung von Fieberzäpfchen, Antibiotika etc. Bei den meisten Krankheiten kann man einfach abwarten oder sich mit einfachen Hausmitteln behelfen.

Engagieren Sie sich für eine gesunde Umwelt. Die Beschäftigung und Auseinandersetzung mit beängstigenden Dingen ist notwendig, wenn wir unseren Kindern eine lebenswerte Welt erhalten wollen. Kaufen Sie umweltbewusst ein, vermeiden Sie Wohngifte in der Wohnung und lassen Sie so oft wie möglich Ihr Auto stehen.

Stellen Sie ein schwerkrankes Kind einem Kinderarzt vor. Hohes Fieber verbunden mit Trinkverweigerung, Atemnot oder zunehmender Apathie sind Grund für eine Fahrt zum Arzt oder ins Krankenhaus.

Die Impfungen im Einzelnen

Tetanus

Tetanus ist eine Erkrankung ausgehend von Wunden, die mit Erde oder Tierkot verschmutzt sind. Dazu zählen verschmutzte Schürfwunden, Biss- und Kratzwunden, Stichwunden, offene Verbrennungswunden oder in die Haut eingedrungene Fremdkörper.

Das Gift der Tetanusbakterien ist eine der giftigsten biologischen Substanzen. Eine winzige Menge, die das Immunsystem noch nicht einmal wahrnimmt, kann zur Tetanuserkrankung führen.

Ein bis zwei Wochen nach einer mit Tetanusbakterien infizierten Verletzung kommt es zu schmerzhaften Muskelkrämpfen bis hin zu Muskelstarre und Atemstillstand. Die Behandlung besteht aus intensivmedizinischen Maßnahmen mit künstlicher Beatmung über mehrere Wochen.

An Tetanus erkranken in Europa vorwiegend alte Menschen ohne ausreichenden Impfschutz. Auf Lebenszeit dürfte das Tetanusrisiko für Ungeimpfte bei etwa 1 : 5000 liegen. Nach einer Schätzung holländischer Forscher müssten mehr als 500 000 ungeimpfte Verletzte mit Tetanusimmunglobulin behandelt werden, um einen einzigen Fall von Tetanus zu verhindern.

Die Sterblichkeit bei Tetanus liegt im Erwachsenenalter bei

ca. zehn Prozent, bei Kindern ist sie nahe null. In Deutschland ist seit über zwanzig Jahren kein Kind an Tetanus gestorben, obwohl es mindestens 300 000 ungeimpfte Kinder gibt. Bei den Überlebenden bleibt in der Regel kein Schaden zurück.

Die Tetanusimpfung ist für alle ab dem Säuglingsalter empfohlen und schützt nahezu hundertprozentig. Der Impfstoff enthält hochdosiert den entgifteten Giftstoff der Tetanusbakterien, das sogenannte Tetanus-Toxoid.

Säuglinge sind im ersten Lebensjahr weitgehend geschützt durch Antikörper, die über die Plazenta übertragen wurden (»Nestschutz«) – vorausgesetzt, ihre Mutter hat einen ausreichenden Impfschutz.

Die Impfrisiken

Die Tetanusimpfung hat insgesamt ein günstiges Nutzen-Risiko-Verhältnis, wenn auch das Langzeitrisiko etwa durch das Aluminiumadjuvans nicht kalkulierbar ist.

Gelegentlich treten nach der Impfung Schwellungen, Rötungen und Schmerzen an der Impfstelle auf. Manche Kinder sind am Tag nach der Impfung schlecht gelaunt, selten entwickelt sich Fieber.

Die Impfung kann Ekzeme auslösen oder verschlechtern und begünstigt möglicherweise auch die Entstehung allergischer Erkrankungen. Nur vereinzelt gibt es Berichte über lebensbedrohliche allergische Sofortreaktionen. Das Risiko für bleibende neurologische Impfschäden wird mit kleiner als 1 : 700 000 beziffert.

Zu häufige Tetanus- und Diphtherieimpfungen können zu

heftigen Impfreaktionen führen. Ratsam ist daher die Bestimmung der Tetanus- und Diphtherieantikörper vor Auffrischungsimpfungen im Erwachsenenalter.

Impfmöglichkeiten gegen Tetanus bei Säuglingen und Kleinkindern:
Ein Einzelimpfstoff gegen Tetanus ist nur noch in Deutschland zugelassen, aber er ist schwer erhältlich. Da es keinen Einzelimpfstoff gegen Keuchhusten gibt, muss die Entscheidung zu dieser Impfung vor der ersten Tetanusimpfung getroffen werden.

Die Grundimmunisierung besteht aus drei Impfungen: Die zweite nach sechs bis zehn Wochen, die dritte nach sechs bis zehn Monaten. Erst nach der zweiten Impfung ist die Schutzwirkung verlässlich.

Auch zwei Impfungen im Abstand von mindestens vier Monaten können langfristig schützen – es empfiehlt sich dann aber sicherheitshalber eine Antikörperuntersuchung frühestens ein halbes Jahr später.

Die Grundimmunisierung ist möglich mit:
- **Tetano Injektionssuspension®**: Einzelimpfstoff (nur in D) aus Polen. Enthält mit 0,7 mg relativ viel Aluminium.
- **Infanrix®**(nur in D): Dreifachimpfstoff gegen Tetanus, Diphtherie und Keuchhusten
- **Tetravac®** (nur in CH) und **DTaP-IPV Vakzine SSI®** (nur in A). Vierfachimpfstoffe gegen Tetanus, Diphtherie, Keuchhusten, Polio

- **Pentavac®** oder **Infanrix®-IPV+Hib**: Fünffachimpf-stoffe zusätzlich gegen Hib,
- **Infanrix Hexa®, Hexacima®** (A), **Vaxelis®** oder **Hexyon®**: Sechsfachimpfstoffe zusätzlich gegen Hepatitis B

Niedriger dosierte Tetanus-Kombiimpfstoffe stehen für die Auffrischung von älteren Kindern und Erwachsenen zur Verfügung (siehe Anhang). Sie sind ab dem zweiten Lebensjahr gut wirksam, aber erst ab fünf Jahren zugelassen.

Da im ersten Lebensjahr kein relevantes Tetanusrisiko besteht, kann die Impfung auf den Beginn des Laufalters um den ersten Geburtstag verschoben werden. Ein früherer Impfbeginn, etwa wie von den Behörden empfohlen mit zwei Monaten, macht Sinn bei Wunsch nach einem möglichst frühzeitigen Schutz vor Keuchhusten oder Hib-Meningitis.

Nach der Grundimmunisierung hält der Impfschutz mindestens sieben Jahre. Auffrischungsimpfungen wären also eigentlich erst im Alter von acht bis zehn und dann wieder mit achtzehn bis zwanzig Jahren notwendig. Die empfohlene Auffrischung im Einschulungsalter (D: sechs bis sieben Jahre, A: sechs Jahre, CH: vier bis sieben Jahre) hat ihren Grund in der Keuchhustenimpfung, die nur als Kombinationsimpfstoff zur Verfügung steht.

Die Notwendigkeit von Auffrischungsimpfungen im Erwachsenenalter ist zweifelhaft. In Deutschland und Österreich sind sie nach wie vor in zehnjährigen Abständen empfohlen. In der Schweiz gilt dies nur noch für über Fünfundsechzigjährige; jüngere Erwachsene sollen die

Impfung erst nach zwanzig Jahren wiederholen. Nach Ansicht der britischen und dänischen Behörden sind Auffrischungsimpfungen bei Erwachsenen generell überflüssig, außer im Fall von schweren Verletzungen mit hohem Tetanusrisiko.

Wer die Tetanusimpfung ablehnt, sollte Folgendes bedenken: Eine Hochrisikogruppe sind Personen, die sich auf einem Bauernhof oder in Tierställen verletzen. Ein erhöhtes Tetanusrisiko haben Wunden, die Fremdkörper oder abgestorbenes Gewebe (z.B. Quetschwunden) enthalten, sowie infizierte Wunden, Bisswunden und unsaubere Verbrennungswunden. In solchen Fällen sollten Sie einen Tetanus-Passivschutz mit Tetagam® erwägen. Gute Wundreinigung mit Leitungswasser und Wunddesinfektion bei stärkerer Verschmutzung können das Tetanusrisiko minimieren.

Diphtherie

Diphtherie war bis vor hundert Jahren eine der Haupt-todesursachen im Kindesalter – der »Würgeengel der Kinder«. Sie kann als Diphtherie-Krupp zum Ersticken oder als toxische Diphtherie zum Tod durch Herz-versagen führen. Trotz moderner intensivmedizinischer Behandlung ist die Sterblichkeit auch heute noch hoch.

Wegen der ausgedehnten Impfprogramme und des hohen Lebensstandards ist die Rachendiphtherie in Europa praktisch verschwunden. Bei engem Kontakt mit einem Diphtheriekranken etwa in Süd- und Südostasien, in der Karibik (Haiti, DomRep) oder im tropischen Afrik ist je-doch eine Ansteckung möglich.

Der Diphtherieimpfstoff richtet sich nicht gegen die Diph-theriebakterien, sondern gegen deren krank machenden Giftstoff. Zwar können auch Geimpfte Keimträger sein, sie sind aber nicht ansteckend. Die Impfung führt daher zu einem Herdenschutz: Sind mehr als achtzig Prozent einer Bevölkerung gegen Diphtherie geimpft, dann sind auch die Ungeimpften sicher. Migration führt aus diesem Grund nicht zu Diphtherieausbrüchen.

Die Impfrisiken

Die Diphtherieimpfung ist in der Regel gut verträglich. Häufig gibt es allerdings Beschwerden an der Impfstelle, vor allem nach der Auffrischungsimpfung von Schul-kindern, Jugendlichen und Erwachsenen.

Gelegentlich verschlechtert sich nach der Impfung ein Ekzem, selten gibt es allergische Reaktionen. Neurologische Komplikationen mit bleibenden Lähmungen oder Hirnschäden sind eine gefürchtete, aber sehr seltene Impffolge (1 : 700 000 bis 1 : 1 000 000).

Impfmöglichkeiten gegen Diphtherie

Diphtherie-Einzelimpfstoffe sind nicht mehr im Handel. Die Diphtherieimpfung ist nur noch als Kombinationsimpfung möglich, bei unter Fünfjährigen als Fünf- oder Sechsfachimpfung, in Deutschland auch als Dreifachimpfung gegen Tetanus, Diphtherie und Keuchhusten (Infanrix®).

Die Impfung gegen Diphtherie hat Zeit. Der Impfbeginn mit zwei Monaten macht nur Sinn bei Wunsch nach einer möglichst frühzeitigen Impfung gegen Keuchhusten oder Meningitis.

Zur Grundimmunisierung sind drei Impfungen empfohlen: die zweite mindestens sechs Wochen nach der ersten, die dritte dann nach sechs bis zehn Monaten.

Impfstoffe für Säuglinge und Kleinkinder:

- **Infanrix®** (nur in D): Dreifachimpfstoff gegen Tetanus, Diphtherie und Keuchhusten. Nur eingeschränkt lieferbar
- **Tetravac®** (CH) und **DTaP-IPV Vakzine SSI®** (A): Vierfachimpfstoffe gegen Tetanus, Diphtherie, Keuchhusten, Polio

- **Pentavac®** oder **Infanrix®-IPV+Hib:** Fünffachimpfstoffe zusätzlich gegen Hib
- **Infanrix Hexa®, Hexacima®** (A), **Vaxelis®** oder **Hexyon®:** Sechsfachimpfstoffe zusätzlich gegen Hepatitis B

Niedriger dosierte Impfstoffe mit Zulassung ab drei bis sechs Jahren:

- **Td pur®:** Kombinationsimpfstoff ab fünf (in A: ab sechs) Jahren gegen Tetanus und Diphtherie
- **Revaxis®:** Dreifach-Kombinationsimpfstoff ab fünf (in A: ab sechs) Jahren gegen Tetanus, Diphtherie und Polio, zugelassen nur zur Auffrischungsimpfung
- Zur Auffrischung von Tetanus, Diphtherie und Keuchhusten ab dem vierten Geburtstag gibt es die niedriger dosierten Impfstoffe **Boostrix®** (D, A, CH), **Covaxis®** (D) bzw. **Triaxis®** (A, CH)
- Es gibt auch zwei Vierfachimpfstoffe zur Auffrischung von Tetanus, Diphtherie, Polio und Keuchhusten: **Repevax®** ab drei und **Boostrix Polio®** ab vier Jahren.

Die Grundimmunisierung im Kleinkindalter mit niedrig dosierten Diphtherieimpfstoffen

Die niedriger dosierten Impfstoffe (»d«-Impfstoffe) wurden entwickelt, weil ältere Kinder und Erwachsene die hoch dosierten Säuglingsimpfstoffe schlecht vertragen. Für die Grundimmunisierung bei Kleinkindern mit diesen Impfstoffen haben die Hersteller keine Zulassung beantragt. Sie ist aber nach Absprache mit dem Arzt möglich und ein Ausweg, wenn Sie gegen Diphtherie, nicht aber gegen Keuchhusten impfen lassen wollen.

Die Diphtheriekomponente beträgt bei diesen Impfstoffen nach Auskunft der Hersteller durchschnittlich ein Drittel der Säuglingsdosis (laut Beipackzettel ein Zehntel), die Tetanuskomponente die Hälfte. Enthalten sind keinerlei Substanzen, die in den zugelassenen Säuglingsimpfstoffen nicht auch Verwendung finden.

Die fehlende Zulassung hat Konsequenzen nur im unwahrscheinlichen Fall eines bleibenden Impfschadens: Der Staat übernimmt für Schäden durch nicht zugelassene Impfstoffe in der Regel keine Haftung.

Bisher liegen zu »d«-Impfstoffen keine größeren Studien über erzielte Antikörperspiegel im Säuglings- oder Kleinkindalter vor. Wer bezüglich des Impfschutzes hundertprozentig sichergehen will, kann nach Abschluss der Grundimmunisierung die Tetanus- und Diphtherieantikörper überprüfen lassen.

Dies ist vor allem bei Impfbeginn vor dem ersten Geburtstag zu empfehlen, da dann nach eigenen Erfahrungen drei Impfdosen bei bis zu zehn Prozent der Geimpften nicht zu ausreichenden Diphtherie-Antikörperspiegeln führen. Eine Alternative ist bei ihnen die viermalige Impfung ohne anschließenden Antikörpertest.

Bewährt hat sich folgendes Schema:

- Td (Td pur®) oder Td-Polio (Revaxis®)
- Auffrischung nach sechs bis zehn Wochen
- Auffrischung nach sechs bis zehn Monaten

- wenn mit der Impfserie vor dem ersten Geburtstag begonnen wurde, zusätzlich einmal Td (Td-Mérieux® bzw. Td pur®) vier bis acht Wochen nach der ersten Auffrischung

Polio

Bis Mitte des zwanzigsten Jahrhunderts war die Kinderlähmung eine gefürchtete Erkrankung mit Seuchencharakter. In Deutschland gab es jährlich mehrere Tausend Fälle mit oft bleibenden Lähmungen und viele tödliche Verläufe. Die große Mehrheit der Betroffenen waren unter fünfjährige Kinder – daher der Name Kinderlähmung.

Heute ist die Kinderlähmung in weiten Teilen der Welt – in Europa, Nord- und Südamerika, Australien – durch hyienische Trinkwasseraufbereitung und ausgedehnte Impfprogramme verschwunden. Auch für Ungeimpfte gibt es hier kein Erkrankungsrisiko mehr. Bei Stopp des Impfprogramms könnten jedoch wieder Poliofälle auftreten. Die Impfung hat also vor allem sozialen Charakter. Einen individuellen Schutz brauchen aktuell nur Reisende nach Pakistan und Afghanistan.

Die Impfung ist möglich ab dem dritten Lebensmonat. Sie hat im Grunde jedoch Zeit: Der Impfbeginn im Alter von zwei Monaten macht nur Sinn bei Wunsch nach einem möglichst frühzeitigen Schutz gegen Keuchhusten und die Hib-Erkrankung.

Der Polioimpfstoff ist heute keine »Schluckimpfung« mehr mit vermehrungsfähigen Impfviren, sondern enthält inaktivierte Viren und wird gespritzt. Geimpfte können daher das Impfvirus nicht mehr ausscheiden und übertragen. Einzelimpfstoffe gegen Polio enthalten im Gegensatz zu den Kombinationsimpfstoffen kein Aluminium.

Die Impfrisiken

Die Verträglichkeit des inaktivierten Polioimpfstoffs ist vergleichsweise gut. Sehr selten werden neurologische und autoimmune Erkrankungen als mögliche Impffolge gemeldet.

Impfmöglichkeiten gegen Polio:

Polioimpfstoffe für die ersten Lebensjahre:

- Einzelimpfstoffe **IPV Mérieux®** (D), **Polio Salk Mérieux®** (A) und **Poliorix®** (CH)

und die Kombinationsimpfstoffe

- **Tetravac®** (nur in CH) und **DTaP-IPV Vakzine SSI®** (nur in A): Vierfachimpfstoffe gegen Tetanus, Diphtherie, Keuchhusten, Polio
- **Pentavac®** und **Infanrix®-IPV+Hib**, Fünffachimpfstoffe zusätzlich gegen Hib
- **Infanrix Hexa®**, **Hexacima®** (A), **Vaxelis®** und **Hexyon®**, Sechsfachimpfstoffe zusätzlich gegen Hepatitis B

Empfohlen sind zur Grundimmunisierung jeweils drei Impfungen, die zweite sechs bis zehn Wochen nach der ersten, die dritte nach sechs bis zehn Monaten.

Ein alternatives Vorgehen ist das im Kapitel Diphtherie aufgeführte Schema mit Revaxis® (Tetanus, Diphtherie, Polio). Dieser Impfstoff hat eine Zulassung nur für die Auffrischungsimpfung ab dem Alter von fünf Jahren, enthält aber ebenso viele inaktivierte Polioimpfviren wie die Säuglingsimpfstoffe.

Keuchhusten

Der Keuchhusten ist eine Hustenerkrankung, die sowohl bei Kindern als auch im Erwachsenenalter vorkommt. Der Erreger ist ein Bakterium, das durch Anhusten übertragen wird. Überträger sind fast immer enge, auch geimpfte Kontaktpersonen.

Zwei bis drei Wochen nach der Ansteckung beginnt ein zunächst unauffälliger Husten, der allmählich zunimmt und in der zweiten Krankheitswoche anfallsartig und oft auch krampfartig wird. Er kann mit Würgen oder Erbrechen einhergehen. Im typischen Fall tritt beim Luftholen ein juchzendes Geräusch auf, das dem Keuchhusten seinen Namen gegeben hat. Erwachsene schildern einen unangenehmen Hustenreiz im Kehlgrübchen, zwischen Kehlkopf und Brustbein.

Nach durchschnittlich sechs Wochen ist der Keuchhusten überstanden. Manche Rekonvaleszenten erleiden allerdings noch über längere Zeit Hustenanfälle bei körperlicher Anstrengung. Die Krankheit hinterlässt eine jahrzehntelange Immunität, kann sich jedoch wiederholen.

Der Keuchhusten ist bis zu drei Wochen nach Beginn des Hustens ansteckend. Durch die empfohlene antibiotische Keimbeseitigung , die auf den Husten selber keinen Effekt hat, wird die Ansteckungsdauer auf eine Woche verkürzt.

Wenn ein angestecktes Kind noch nicht hustet, kann der Ausbruch des Keuchhustens durch die mehrtägige Gabe eines Antibiotikums verhindert werden.

Keuchhusten ist eine langwierige, aber in der Regel komplikationslose Erkrankung. Er kann für alle Beteiligten sehr anstrengend sein, verläuft jedoch in der Mehrzahl der Fälle mild und wird oft spät oder gar nicht erkannt.

Eine seltene Komplikation ist die Lungenentzündung, die sich durch Fieber und Kurzatmigkeit bemerkbar macht und antibiotisch behandelt werden muss. Kinder mit chronischen Atemwegserkrankungen, Herzfehlern und anderen schweren Grundleiden haben ein höheres Komplikationsrisiko.

Zu besonders schweren Verläufen kann es bei Säuglingen in den ersten drei Lebensmonaten kommen – vor allem, wenn die Kinder nicht gestillt werden. Mögliche Komplikationen sind Kreislaufschock, Lungenentzündung oder eine Gehirnerkrankung, die sogenannte Keuchhusten-Enzephalopathie. Die Sterblichkeit junger Säuglinge wird mit 1 : 800 bis 1 : 1000 angegeben. Der Schutz dieser Kinder steht im Fokus der Impfbemühungen.

Die Impfung gegen Keuchhusten ist ab der neunten Lebenswoche möglich und empfohlen. Ein relevanter Impfschutz ist jedoch nicht vor dem vierten Lebensmonat zu erwarten und kommt für die Prävention der schweren Säuglingserkrankungen im Grunde zu spät.

Die Wirksamkeit der Impfung lässt überhaupt zu wünschen übrig und hat in den letzten Jahren, vermutlich durch Mutation des Erregers, weiter abgenommen. Die Schutzquote liegt ein Jahr nach der Impfung bei höchstens siebzig Prozent und sinkt innerhalb von drei Jahren praktisch auf null. Auch in Ländern mit hoher Impfbeteiligung kommt es im Abstand von mehreren Jahren immer wieder zu starken Zunahmen der Meldezahlen in allen Altersgruppen.

Wegen der kurzen und unsicheren Wirkung der Impfung ist die Ausrottung des Keuchhustens illusorisch: Es wird lediglich der Erkrankungszeitpunkt verschoben. Fast jeder bekommt irgendwann Keuchhusten, die Ungeimpften im Durchschnitt früher, die Geimpften später. Wenn Sie Ihr Kind nicht gegen Keuchhusten impfen lassen, nehmen Sie ein höheres Risiko in Kauf, dass es schon in den ersten Lebensjahren Keuchhusten durchmacht.

Die unbefriedigende Wirkung der Impfung wird von den Behörden mit einer stetigen Eskalation der Impfempfehlungen beantwortet. Empfohlen sind Nachimpfungen im Vorschul- bzw. Grundschulalter, im zweiten Lebensjahrzehnt und im Erwachsenenalter. Bei Jugendlichen und Erwachsenen wird eine einzige Impfung für ausreichend gehalten, auch wenn sie früher noch nie geimpft wurden.

Abgesehen vom ungewissen Impferfolg können auch wirksam Geimpfte den Keuchhustenerreger übertragen. Der Schutz von Säuglingen durch die Impfung von Kontaktpersonen – die sogenannte Kokon-Strategie – wird daher mehr und mehr in Zweifel gezogen. Wahrscheinlich müssen mehrere Millionen Kontaktpersonen geimpft werden, um einen Todesfall durch Keuchhusten zu verhindern.

Tritt Keuchhusten in der Umgebung von Säuglingen auf, beispielsweise im Kindergarten eines Geschwisterkindes, so empfiehlt sich im Fall einer Hustenerkrankung der Schnelltest auf Keuchhusten. Ist dieser positiv, sollten das Baby und der Erkrankte antibiotisch behandelt werden, um eine Übertragung zu verhindern.

Die Keuchhustenimpfung ist auch gegen Ende der Schwangerschaft empfohlen, um die Neugeborenen zu schützen – eine Maßnahme, deren Einfluss auf die Säuglingssterblichkeit nicht belegt und deren Unbedenklichkeit nicht genügend untersucht ist.

Die Impfrisiken

Keuchhustenimpfstoffe gehören zu den schlechter verträglichen Impfstoffen. Aus Tierversuchen gibt es Hinweise darauf, dass sie die neurologische Entwicklung und die Balance des Immunsystems stören können.

Die Impfung führt bei jedem zehnten Kind zu Beschwerden an der Impfstelle, Fieber, Verhaltensveränderungen, Erbrechen oder Durchfall. Seltener kommt es zu stundenlangem Schreien, Unruhe, Apathie oder Krampfanfällen und sehr selten zu bleibenden Lähmungen oder Hirnschäden. Auch bei Erwachsenen wurden schwere neurologische und allergische Reaktionen beobachtet.

Impfmöglichkeiten gegen Keuchhusten

Gegen Keuchhusten gibt es nur Kombinationsimpfstoffe. Sie müssen sich daher vor dem ersten Tetanusimpftermin entscheiden. Die Impfung sollte vor allem erwogen werden bei Frühgeborenen und bei herz- oder lungenkranken Kindern, da sie zu Keuchhustenkomplikationen neigen. Impfstoffe ohne Keuchhustenkomponente haben für die ersten Lebensjahre keine offizielle Zulassung.

Ausreichend sind jeweils drei Impfungen: Die erste Wiederholung nach sechs bis zehn Wochen und die zweite nach sechs bis zehn Monaten. In Deutschland ist für den Fünffachimpfstoff **Pentavac®** noch eine überflüssige vierte Impfung vorgesehen.

Der Keuchhustenimpfstoff ist nur kombiniert erhältlich:

- **Infanrix®** (nur in D): Dreifachimpfstoff gegen Tetanus, Diphtherie und Keuchhusten, nur eingeschränkt lieferbar
- **Tetravac®** (nur in CH) und **DTaP-IPV Vakzine SSI®** (nur in A): Vierfachimpfstoffe gegen Tetanus, Diphtherie, Keuchhusten, Polio
- niedriger dosierte Dreifachimpfstoffe gegen Tetanus, Diphtherie und Keuchhusten zur Auffrischung ab dem vierten Geburtstag: **Boostrix®** (D, A, CH) und **Covaxis®** (D) bzw. **Triaxis®** (A, CH)
- Niedriger dosierte Vierfachimpfstoffe mit der Polio-Komponente: **Repevax®** ab drei und **Boostrix Polio®** ab vier Jahren
- **Pentavac®** oder **Infanrix®-IPV+Hib:** Fünffachimpfstoffe, zusätzlich gegen Hib
- **Infanrix Hexa®**, **Hexacima®** (A), **Vaxelis®** oder **Hexyon®:** Sechsfachimpfstoffe, zusätzlich gegen Hepatitis B

Da alle Kombi-Impfstoffe für Säuglinge die Keuchhustenkomponente enthalten, muss bei einem Impfwunsch ohne Keuchhusten auf niedrig dosierte Impfstoffe ausgewichen werden, die offiziell erst ab fünf Jahren zugelassen sind (s. unter »Diphtherie«).

Hib (Hämophilus influenzae B)

Hib-Bakterien sind in aller Regel harmlose Rachenbewohner, können aber bei Säuglingen und Kleinkindern schwere Krankheiten hervorrufen: Hirnhautentzündung, Kehldeckel-Entzündung (Epiglottitis) und Blutvergiftung (Sepsis). Symptome der Hirnhautentzündung sind Fieber, Erbrechen, Kopfschmerzen und Nackensteifigkeit – der Kranke kann mit Nase oder Mund nicht das angewinkelte Knie berühren; bei Säuglingen ist die Fontanelle vorgewölbt und straff gespannt. Verdächtig auf eine Kehlkopfentzündung sind hohes Fieber, starke Schluckschmerzen und Atemnot ohne Husten.

Die Sterblichkeit schwerer Hib-Infektionen beträgt etwa drei Prozent, die Rate neurologischer Schäden – in erster Linie Hörschäden – liegt bei bis zu sieben Prozent. Mindestens neunzig Prozent der Erkrankten werden durch eine antibiotische Behandlung wieder völlig gesund.

Jede zweite Hib-Erkrankung ereignet sich im ersten Lebensjahr. Nach dem fünften Lebensjahr sind Erkrankungsfälle extrem selten. Kinder, die in den ersten Lebensmonaten gestillt werden und deren Eltern nicht rauchen, haben über Jahre ein extrem geringes Risiko für eine Hib-Infektion.

Die Hib-Impfung gibt es als Einzelimpfstoff ohne Aluminiumzusatz und kombiniert in den Fünffach- und Sechsfachimpfstoffen. Empfohlen ist die dreimalige Verabreichung. Nach dem zwölften Lebensmonat genügt eine einmalige Einzelimpfung. Ab dem sechsten Lebensjahr ist eine Hib-Impfung nur in Ausnahmefällen indiziert.

Die Impfung ist gut wirksam und hat Hib-Erkrankungen nahezu zum Verschwinden gebracht. Bis 1989 gab es in Deutschland jährlich über eintausendfünfhundert, in der Schweiz einhundertfünfzig bis zweihundert Hib-Erkrankungen, heute gibt es nur noch einzelne Erkrankungsfälle. Auch gesunde Hib-Bakterienträger sind selten geworden. Dadurch ist eine »Herdenimmunität« entstanden, die das Erkrankungsrisiko auch für die Ungeimpften deutlich reduziert hat.

Seit Mitte der 2000er-Jahre ist allerdings die Zahl schwerer Erkrankungsfälle durch Hämophilus-Stämme, die vom Impfstoff nicht erfasst werden, um das zehnfache angestiegen, vor allem bei Säuglingen und alten Menschen.

Die Impfung kann ohne großes Risiko aufgeschoben werden. Durch die einmalige Einzelimpfung ab dem ersten Geburtstag verringert sich die Gefahr von Nebenwirkungen.

Die Impfrisiken

Die Hib-Impfung kann in sehr seltenen Fällen zu Gelenksentzündungen, Blutgerinnungsstörung (Thrombozytopenie) und neurologischen Störungen wie Lähmungen oder Krampfanfällen führen. Sie vergrößert auch in geringem Maß das Risiko für Asthma bronchiale.

Bei geimpften Kindern findet man überzufällig häufig Diabetes-Antikörper. Ist in der nahen Verwandtschaft jemand an insulinpflichtigem Diabetes Typ I erkrankt, so lässt man die Impfung vielleicht besser bleiben.

Impfmöglichkeiten gegen Hib:

Folgende Impfstoffe kommen infrage:

- Der Einzelimpfstoff **Hiberix®** (D, CH)
- die Fünffachimpfstoffe **Pentavac®** und **Infanrix®-IPV +Hib** (siehe Anhang)
- die Sechsfachimpfstoffe **Infanrix Hexa®**, **Hexacima®** (A), **Vaxelis®** und **Hexyon®** (siehe Anhang)

Die Impfstoffe werden jeweils zweimal im Abstand von sechs bis zehn Wochen verabreicht, mit Wiederholung nach sechs bis zehn Monaten. Bei **Hiberix®** ist auch die einmalige Impfung ab dem Alter von zwölf Monaten möglich.

Hepatitis B

Die Hepatitis B ist eine durch Viren ausgelöste Entzündung der Leber. Die Übertragung geschieht wie bei HIV durch Blut oder Genitalsekret von infizierten Personen. Zur Ansteckung kommt es vor allem beim Geschlechtsverkehr oder durch unsauberes Spritzbesteck, in Ländern mit schlechtem hygienischem Standard auch durch medizinische Eingriffe. Ein weiterer Übertragungsweg ist die Geburt, was jedoch bei Ländern mit guter Schwangerenvorsorge keine Rolle spielt.

Ein erhöhtes Erkrankungsrisiko haben Beschäftigte im Gesundheitswesen, Dialysepatienten, Sexualpartner von Erkrankten (Homosexualität, Promiskuität) und Drogenabhängige. Neuerkrankungen werden in erster Linie bei Drogenabhängigen und bei Migranten aus Entwicklungsländern registriert.

In Deutschland werden pro Jahr weniger als fünf Hepatitis-B-Fälle unter einer Million Kindern gemeldet. Kinder haben nur ein relevantes Infektionsrisiko, wenn die Eltern Virusträger sind. Schwangere werden heutzutage routinemäßig auf Hepatitis B untersucht, bei positivem Befund werden die Neugeborenen geimpft. In Krippen oder Kindergärten besteht keine erhöhte Ansteckungsgefahr.

Die Hepatitis-B-Infektion führt bei zwanzig Prozent nach einer Inkubationszeit von zwei bis sechs Monaten zu einer Leberentzündung mit Krankheitsgefühl, Übelkeit oder Erbrechen, Gelbfärbung von Haut und Augenbindehaut, entfärbtem Stuhl und dunkelfarbigem Urin.

Einer von eintausend Erkrankten entwickelt ein akutes Leberausfallkoma, eine Leberzirrhose oder Leberkrebs. Risikofaktoren hierfür sind Alkoholmissbrauch, Unterernährung und eine zusätzliche Hepatitis-C-Erkrankung. Die Hepatitis B kann mit virushemmenden Medikamenten behandelt werden, aber das ist nicht immer wirksam. Mindestens fünf Prozent der Infizierten bleiben ihr Leben lang Virusträger, d. h., sie haben das Virus ständig im Blut und können andere anstecken. Nach einer Erkrankung in der Kindheit ist der Prozentsatz wesentlich höher.

Die Impfung gegen Hepatitis B war nach ihrer Einführung in den Achtzigerjahren zunächst nur für Risikogruppen empfohlen. Die Weltgesundheitsorganisation bestand und besteht jedoch darauf, dass auch in Ländern mit geringem Ansteckungsrisiko die Routineimpfung eingeführt wird. In Deutschland, Österreich und der Schweiz ist die Grundimmunisierung im Säuglingsalter empfohlen. Sie soll spätestens bis zur Pubertät nachgeholt werden.

Einige europäische Länder (Großbritannien, skandinavische Länder, Island) empfehlen die Impfung auch weiterhin nur für bestimmte Risikogruppen; trotzdem sind die Erkrankungsziffern dort auch nicht höher als in den Ländern mit Impfempfehlung oder Impfpflicht.

Die Impfung ist gut wirksam: Werden Impfantikörper in ausreichender Höhe gebildet (Anti-HBs über 10 IE/l), ist ein Schutz für viele Jahre anzunehmen, und eine chronische Hepatitis-B-Erkrankung ist unwahrscheinlich. Es gibt allerdings auch Impfversager, die keine Antikörper entwickeln oder sie früh wieder verlieren. Der Schutz im Teenager- und

Erwachsenenalter ist durch die Impfung im Säuglingsalter nicht garantiert.

Zum Nachweis des Impferfolgs ist bei Risikogruppen vier Wochen nach der dritten Dosis eine Antikörperkontrolle empfohlen. Gegebenenfalls sind eine oder mehrere zusätzliche Impfungen notwendig.

Die Impfrisiken

Im Zusammenhang mit der Hepatitis-B-Impfung kommt es relativ häufig zu Nebenwirkungen. Gemeldet werden unter anderem allergische Reaktionen wie Ekzem und Nesselsucht, selten auch allergische Schocks.

Die Impfung hat wegen des Aluminiumgehalts und bestimmter Inhaltsstoffe wie z. B. Hefeprotein die Neigung, Autoimmunkrankheiten auszulösen. Zahlreiche Meldungen betreffen rheumatische und neurologische Erkrankungen, darunter Lähmungen und Entzündungen des Sehnervs. Insbesondere besteht ein erhöhtes Risiko für Multiple Sklerose, vermutlich auch schon im Kindesalter.

Die Impfmöglichkeiten gegen Hepatitis B:

Die Hepatitis-B-Impfung ist möglich

- mit den Einzelimpfstoffen **Engerix-B®** und **HbVaxPro®**, wovon **HbVaxPro®** besser verträglich ist. In Österreich ist nur **Engerix-B®** gratis.

- mit den Kombinationsimpfstoffen **Twinrix®** oder **Ambirix®** (A, CH) zusätzlich gegen Hepatitis A, die für Fernreisende infrage kommen.

- mit den Sechsfachimpfstoffen **Infanrix Hexa®**, **Hexacima®** (A), **Vaxelis®** oder **Hexyon®** (siehe Anhang).

Alle diese Impfstoffe enthalten Aluminium.

Über einen Impfschutz ab der Geschlechtsreife können Sie mit Ihrem Kind zu gegebener Zeit diskutieren. Es gilt dabei, das Risiko der Erkrankung gegen die Impfnebenwirkungen abzuwägen.

Unerlässlich ist in jedem Fall die Aufklärung Jugendlicher über die Risiken von ungeschütztem Geschlechtsverkehr, schon allein wegen der HIV-Gefahr. In einer stabilen Partnerschaft kann das Risiko der Übertragung von Hepatitis B und HIV durch eine Antikörperuntersuchung bei beiden Partnern weitgehend ausgeschlossen werden.

Pneumokokken

Pneumokokken kommen bei vielen Menschen als harmlose Bewohner des Nasen-Rachen-Raums vor. Unter bestimmten Bedingungen werden sie invasiv und können Mittelohreiterungen, Lungenentzündungen und in seltenen Fällen auch Hirnhautentzündung (Meningitis) oder Blutvergiftung hervorrufen.

Eine Risikogruppe sind Kinder in den ersten beiden Lebensjahren, vor allem Frühgeborene. Risikofaktoren sind außerdem Passivrauchen und medikamentöse Fiebersenkung. Ein bedeutender Schutzfaktor ist die Ernährung mit Muttermilch in den ersten Lebensmonaten. Bei Nichtraucherkindern, die gestillt werden oder wurden, geht das Risiko einer schweren Erkrankung gegen null.

Bei alten Menschen sind Pneumokokken eine geläufige Ursache von Komplikationen harmloser Virusinfekte. Weitere Risikogruppen sind Patienten mit Immundefekten, Patienten ohne Milz und Alkoholiker.

Bis zur Einführung der Impfung wurden in Deutschland bei Kindern jedes Jahr bis zu vierhundert schwere Erkrankungen durch Pneumokokken diagnostiziert, darunter etwa einhundertfünfzig Hirnhautentzündungen. Trotz antibiotischer Behandlung kam es jährlich zu ca. zehn tödlichen Verläufen und bei dreißig bis vierzig Kindern zu neurologischen Folgeschäden.

Die Impfung gegen Pneumokokken ist für alle Kinder ab dem dritten Lebensmonat empfohlen. Sie hat zwar in den ersten Jahren nach der Einführung zu einem Rückgang der Erkrankungszahlen geführt, inzwischen aber sind die Schleimhäute geimpfter Kinder von anderen Pneumokokkenstämmen besiedelt *(»serotype replacement«)*, was den Nutzen der Impfung infrage stellt. Vermehrt werden bei Geimpften auch andere potenzielle Krankheitserreger wie Staphylokokken oder Meningokokken gefunden. Britische Forscher sprechen von einer »Sisyphus«-Impfung.

Ob die Pneumokokkenimpfung letztlich zu mehr Gesundheit führt, ist fraglich. Auch die Wirkung der Impfung gegen die Lungenentzündung alter Menschen ist zweifelhaft. Die Weltgesundheitsorganisation hält allgemeine gesundheitsfördernde Maßnahmen für vordringlich.

Die Impfrisiken

Häufige Nebenwirkungen der Impfung sind Fieber, Reizbarkeit, Appetitlosigkeit, Schlafstörungen und Beschwerden an der Impfstelle. Sehr selten kommt es zu gravierenden Komplikationen wie Krampfanfällen, Atemstillstand oder allergischem Schock. Im deutschen Meldesystem fallen Berichte von Todesfällen auf, besonders wenn gleichzeitig die Sechsfachimpfung verabreicht wurde.

Impfmöglichkeiten gegen Pneumokokken:

Im Handel sind drei Einzelimpfstoffe – alle enthalten 0,125 mg Aluminium-Ion:

- **Prevenar 13®** gegen 13 Erregerstämme
- **Vaxneuvance®** gegen 15 Erregerstämme
- **Prevenar 20®** gegen 20 Erregerstämme

Vaxneuvance® erfasst gegenüber **Prevenar 13®** zwei weitere Pneumokokkenstämme, die jedoch selten sind. **Prevenar 20®** erfasst einige aktuell häufiger zirkulierende Erregerstämme, die Antikörperkonzentrationen sind jedoch niedriger als nach den anderen Impfstoffen. Wirksamkeitsnachweise stehen bei **Vaxneuvance®** und **Prevenar 20®** noch aus. **Prevenar 20®** war 2024 nur für Erwachsene empfohlen.

Das Impfschema sieht drei Impfungen im Alter von zwei, vier und zwölf Monaten vor. Bei Frühgeborenen soll viermal geimpft werden – dreimal im Abstand von etwa einem Monat und die vierte Dosis nach sechs bis zehn Monaten. Bei Impfbeginn nach dem ersten Geburtstag sind zwei Impfungen ausreichend, im Abstand von mindestens zwei Monaten. Ab dem Alter von zwei Jahren ist bei gesunden Kindern keine Pneumokokkenimpfung mehr empfohlen.

Meningokokken B und C

Meningokokken sind Bakterien, die ähnlich wie Hib oder Pneumokokken im Nasen-Rachen-Raum von Gesunden vorkommen, aber in seltenen Fällen zu einer lebensbedrohlichen bakteriellen Hirnhautentzündung oder Blutvergiftung (Sepsis) führen können. Die Sterblichkeit von Meningokokkenerkrankungen liegt bei bis zu zehn Prozent. In Deutschland werden jährlich 150 bis 300, in der Schweiz und Österreich 20 bis 50 Erkrankungsfälle gemeldet.

Jede fünfte Meningokokkenerkrankung betrifft Kinder in den ersten zwei Lebensjahren. Stillkinder erkranken seltener, Raucherkinder häufiger. Fünfzehn- bis Achtzehnjährige haben ein leicht erhöhtes Erkrankungsrisiko, begünstigt durch Rauchen.

Es gibt verschiedene Gruppen von Meningokokken, die sich genetisch und immunologisch unterscheiden. In Mitteleuropa ist die Gruppe B bei fünfzig bis siebzig Prozent aller Meningokokkenerkrankungen nachweisbar, während die Gruppe C für zehn bis dreißig Prozent der Erkrankungen verantwortlich ist. Pro Jahr erkrankt einer von sechshunderttausend Einwohnern an einer Meningokokken-B-Infektion und einer von zwei bis drei Millionen an einer Meningokokken-C-Infektion.

Die Impfung gegen Meningokokken B

Gegen Meningokokken B gibt es gibt zwei Impfstoffe: **Bexsero**® ab dem Säuglingsalter und **Trumenba**® ab dem Alter von 10 Jahren. Beide Impfstoffe enthalten Aluminiumhydroxid.

Die dreimalige Impfung mit **Bexsero**® ist in Deutschland und Österreich (kostenpflichtig) und – als »ergänzende Impfung« – in der Schweiz ab dem dritten Lebensmonat empfohlen. Das Impfschema besteht aus drei Dosen: die zweite Impfung nach zwei Monaten und die dritte Impfung nach sechs bis zwölf Monaten. Die Wirksamkeit liegt bei etwa fünfzig Prozent, die Antikörper sinken schon nach ein bis zwei Jahren deutlich ab. Ein Teil der Meningokokken B ist von vorneherein resistent. In Deutschland ist mit der Verhinderung von lediglich 16 Krankheitsfällen pro Jahr zu rechnen.

Die Impfrisiken

Bexsero® trägt erheblich zur Aluminiumbelastung im Säuglingsalter bei. Die Impfung kann heftige Lokalreaktionen und Unwohlsein hervorrufen. Sehr häufig tritt Fieber auf. Die STIKO empfiehlt nach der Impfung die wiederholte Gabe von Paracetamol, in der Schweiz soll **Bexsero**® separat geimpft werden.

Häufig kommt es auch zu Schlafstörungen, Appetitverlust, Erbrechen und Diarrhö. Seltener sind allergische Reaktionen und Fieberkrämpfe. In Einzelfällen wurden neurologische Impfreaktionen, Blutgefäßentzündungen und Nierenerkrankungen (nephrotisches Syndrom) gemeldet. Beobachtet wurde auch das Auftreten von Antikörpern gegen ein menschliches Blutprotein, den Komplementfaktor H, ein Befund von bislang unklarer Bedeutung.

Bei der Impfentscheidung müssen Sie sich die Frage stellen, wie sinnvoll es ist, Ihr Kind gegen eine äußerst seltene Krankheit mit einer Maßnahme schützen zu wollen, die selbst nicht frei von Risiken und nur von kurzer und nicht nachhaltiger Wirkung ist. Schützen Sie es vor Zigarettenrauch und geben Sie im ersten Lebensjahr Muttermilch zu trinken – das hat eine hohe Effektivität in der Verhinderung schwerer bakterieller Erkrankungen.

Impfmöglichkeiten gegen Meningokokken B:
- **Bexsero®**, zugelassen ab dem dritten Lebensmonat
- **Trumenba®**, ab zehn Jahren

Die Impfung gegen Meningokokken C

Die Impfung gegen Meningokokken C ist in Deutschland und Österreich für alle Kinder ab dem ersten Geburtstag empfohlen. In Österreich soll vorzugsweise ein ACWY-Impfstoff geimpft werden (nicht kostenfrei), mit Wiederholung (kostenfrei) im Alter von 9 bis 12 Jahren. Die Schweiz empfiehlt die Impfung gegen Meningokokken A, C, W und Y als ergänzende Impfung ab dem Alter von 12 Monaten.

Die Wirksamkeit der Meningokokken-C-Impfung ist nur von kurzer Dauer. Schon ein bis zwei Jahre nach der

Impfung eines Einjährigen ist mit einem Impfschutz nicht mehr zu rechnen. Seit Einführung der Impfung sind auch andere Meningokokkengruppen häufiger geworden (»replacement«).

Zwar nimmt aus unbekannten Gründen die Gesamtheit der Erkrankungen durch Meningokokken seit Jahren ab. Die Impfung gegen die Gruppe C trägt hierzu jedoch nichts Nennenswertes bei.

Die Impfrisiken

Zu den eher häufigen Nebenwirkungen der Meningokokkenimpfstoffe zählen Lokalreaktionen, fieberhafte Allgemeinreaktionen, Verdauungsstörungen, Schlafstörungen und Irritabilität. Selten sind allergische Reaktionen, Krampfanfälle, Enzephalitis und Lähmungserkrankungen.

Bei der Impfentscheidung müssen Sie sich die Frage stellen, wie sinnvoll es ist, Ihr Kind gegen eine äußerst seltene Krankheit mit einer Maßnahme schützen zu wollen, die selbst nicht frei von Risiken und nur von kurzer und nicht nachhaltiger Wirkung ist. Schützen Sie es vor Zigarettenrauch und geben Sie im ersten Lebensjahr Muttermilch zu trinken – das hat eine hohe Effektivität in der Verhinderung schwerer bakterieller Erkrankungen.

Impfmöglichkeiten gegen Meningokokken C:

Die ausschließlich gegen Meningokokken C gerichteten Impfstoffe enthalten Aluminium, die Kombiimpfstoffe gegen mehrere Gruppen dagegen nicht.

- Impfstoffe gegen Meningokokken C mit Zulassung ab dem dritten Lebensmonat:
  - **Menjugate Kit®**
  - **NeisVac C®**
- Impfstoffe gegen die Meningokokkengruppen A, C, W135 und Y:
  - **Nimenrix®**,zugelassen ab zwei Monaten
  - **MenQuadfi®**,zugelassen ab zwölf Monaten
  - **Menveo®**, zugelassen ab zwei Jahren

Rotavirus

Rotaviren sind die häufigsten Erreger einer »Magen-Darm-Grippe«: Durchfall und eventuell auch Erbrechen und Fieber. Die Krankheit ist lästig, aber harmlos und macht nur in seltenen Fällen eine Infusionstherapie notwendig.

Die Viren werden bis zu vierzehn Tage über den Stuhl ausgeschieden und meist über die Hände übertragen. Da sie sehr resistent sind, sind sie schwer aufzuhalten. Wiederholte Erkrankungen führen jedoch allmählich zur Immunität.

Muttermilch enthält Antikörper gegen Durchfallviren. Dies senkt bei gestillten Säuglingen das Krankheitsrisiko erheblich.

Gegen Rotaviren sind zwei Impfstoffe auf dem Markt. Beide bestehen aus abgeschwächten Lebendviren und sind gegen die häufigsten Virustypen wirksam. Ihre Effektivität ist belegt: Im ersten Jahr nach der Impfung wird die Häufigkeit schwerer Durchfallerkrankungen um fast die Hälfte reduziert.

Die Langzeitwirkung ist jedoch unsicher. Wahrscheinlich wird die am schwersten verlaufende Erstinfektion einfach nur verschoben. Muttermilch kann die Impfviren neutralisieren und damit die Impfung unwirksam machen.

Die Rotavirusimpfung aller Kinder ist nur in der Hälfte der 30 EU-Länder empfohlen. Die deutschen und österreichischen Behörden raten zur Impfung aller Säuglinge ab dem Alter von sechs bis zwölf Wochen, mit **Rotarix®** zweimal, mit **RotaTeq**® dreimal. In der Schweiz ist die Impfung mit **Rotarix**® als »ergänzende« Impfung möglich.

Bis zum Alter von vierundzwanzig (**Rotarix**®) bzw. zweiunddreißig Wochen (**RotaTeq**®) soll die Impfserie abgeschlossen sein, da nach einer späteren Impfung Komplikationen zunehmen.

Die Impfung ist sehr teuer: Die Kosten eines Impfprogramms für alle Säuglinge liegen weit über den Behandlungskosten aller Rotavirusinfektionen.

Die Impfrisiken

Zu den sehr häufig auftretenden Nebenwirkungen der Impfung gehören Reizbarkeit, Appetitverlust, Bauchschmerzen, Durchfall, Erbrechen und Fieber. Säuglinge mit angeborener Immunschwäche können durch die Impfung lebensgefährliche Durchfälle entwickeln.

Rotavirusimpfstoffe fallen durch die Meldung seltener, aber schwerer Nebenwirkungen auf: Krampfanfälle, Blutgefäßentzündungen und Invagination, eine schmerzhafte und gefährliche Einstülpung des Darms, die unter Umständen operiert werden muss. In Deutschland wurden zwischen 2007 und 2017 über 200 Fälle gemeldet, in Frankreich wurde die Impfempfehlung nach zwei Todesfällen vorübergehend ausgesetzt.

Impfmöglichkeiten gegen Rotaviren:

Es gibt zwei Schluckimpfstoffe:

- **Rotarix®:** zwei Gaben im Abstand von mindestens zwei Monaten, Beginn frühestens mit sechs, spätestens mit zwölf Wochen, letzte Dosis spätestens mit vierundzwanzig Wochen
- **RotaTeq®:** drei Gaben im Abstand von je mindestens einem Monat, Beginn frühestens mit sechs, spätestens mit zwölf Wochen, letzte Gabe spätestens mit zweiunddreißig Wochen

Masern

Die Masern sind eine hoch fieberhafte, sehr ansteckende Viruskrankheit. Sie hinterlassen eine lebenslange Immunität. Im Kindergarten- und Schulalter ist der Verlauf der Masern in aller Regel gutartig.

Typische Komplikationen sind Lungenentzündung, Krupp und Mittelohrentzündung. Die gefürchtete Gehirnentzündung mit möglichen Folgeschäden kommt vor allem bei Säuglingen und Erwachsenen vor. Ein Risikofaktor für Komplikationen ist die medikamentöse Senkung des Fiebers.

In Einzelfällen kommt es zu Komplikationen mit Todesfolge durch Lungenentzündung, Enzephalitis oder – vor allem nach Masern im Säuglingsalter – durch die Späterkrankung SSPE (subakute sklerosierende Panenzephalitis). Die Sterblichkeit beträgt bei Erwachsenen und Säuglingen etwa 1 : 1000, bei Kindern jenseits des Säuglingsalters ist sie um ein Vielfaches geringer.

Es gibt Hinweise darauf, dass bestimmte Krebserkrankungen, Autoimmunkrankheiten und allergische Erkrankungen seltener sind, wenn man als Kind Masern hatte. Die Krankheit hat offenbar einen Lerneffekt auf das Immunsystem. Es ist allerdings wegen der inzwischen sehr hohen Durchimpfungsrate unwahrscheinlich geworden, in der Kindheit Masern zu bekommen.

Die Masernimpfung wurde in den 1970er-Jahren eingeführt mit dem Ziel, die Masern weitgehend auszurotten. Die dafür rechnerisch notwendige Impfbeteiligung von mindestens fünfundneunzig Prozent ist der Grund für die seit Jahren anhaltende sehr intensive Impfkampagne und die Einführung einer Impfpflicht 2020 in Deutschland.

Empfohlener Impfbeginn ist in Österreich und der Schweiz mit neun Monaten, in Deutschland mit elf Monaten, bei erhöhtem Ansteckungsrisiko – z. B. Aufenthalt in Kinderkrippen, örtliche Masernepidemie – auch früher. Die Impfung hat allerdings eine zuverlässigere Langzeitwirkung, wenn sie auf das Alter von fünfzehn oder besser noch achtzehn Monaten verschoben wird.

Auch in den ersten drei Tagen nach einer Ansteckung ist noch eine wirksame Impfung möglich.

Nach einer einmaligen Masernimpfung sind fünf bis zehn Prozent der Impflinge nicht ausreichend geschützt, sodass eine zweite Impfung im Abstand von mindestens drei Monaten empfohlen ist. Eine Alternative ist der Nachweis schützender Antikörper aus einer Blutprobe. Von schützenden Impfantikörpern wird ausgegangen, wenn die Masern-IgG-Konzentration im Blut mehr als 200 IE/l beträgt.

Leider führt auch die zweite Impfung nicht bei allen Geimpften zu einer sicheren Immunität. Weitere Impfungen sind in einem solchen Fall sinnlos.

Ein einmal vorhandener Impfschutz kann auch mit der Zeit wieder verloren gehen. Vermutlich sind mindestens zehn Prozent der zweimal geimpften Erwachsenen nicht sicher vor Masern geschützt. Auch Säuglinge haben heute keinen zuverlässigen Schutz mehr, weil Schwangere seit Einführung der Impfung weniger Antikörper auf den Fötus übertragen.

So sind heute gerade die Altersgruppen mit dem höchsten

Komplikationsrisiko – Säuglinge und Erwachsene – nicht mehr vor einer Ansteckung sicher. Sie machen bei Masernausbrüchen einen zunehmenden Prozentsatz der Erkrankten aus.

Diese Entwicklung macht die Masern heute so bedrohlich, unter Umständen auch für die Eltern, und ist ein stichhaltiges Argument für die Impfung. Lassen Sie Ihr Kind spätestens mit dem Eintritt in den Kindergarten oder mit der Geburt eines Geschwisters gegen Masern impfen.

Wenn Sie die Masernimpfung ablehnen, sollten Sie zumindest Ihren eigenen Masernschutz durch eine Blutuntersuchung überprüfen und sich gegebenenfalls impfen lassen. Sie müssen auch bereit sein, Ihr Kind durch eine heftige und hoch fieberhafte Erkrankung zu begleiten – möglichst ohne das Fieber mit Medikamenten zu senken: Fiebersenkung begünstigt Masernkomplikationen.

Bei einem Masernausbruch in einer Gemeinschaftseinrichtung müssen alle, die keine zweimalige Impfung oder keine schützenden Antikörper (Impfhefteintrag!) nachweisen können, für zwei Wochen zu Hause bleiben.

Die Impfrisiken

Der Masernimpfstoff enthält abgeschwächte, aber noch aktive Lebendviren. Die Impfung kann daher zu ähnlichen Komplikationen wie die Masernerkrankung führen, nur wesentlich seltener.

Häufig kommt es fünf bis zwölf Tage nach der Impfung zu Krankheitsgefühl, Fieber oder Impfmasern, einer leicht verlaufenden Masernerkrankung. Gelegentlich ereignet sich ein dramatisch wirkender, aber harmloser Fieber-krampf.

Sehr selten sind schwerere Nebenwirkungen wie allergischer Schock, Blutgerinnungsstörungen und neurologische Komplikationen. Bei der gleichzeitigen Impfung mit einem aluminiumhaltigen Totimpfstoff steigt möglicherweise das Risiko für neurologische Entwicklungsstörungen.

Die dramatische Späterkrankung SSPE tritt nur nach einer echten Masernerkrankung auf und ist keine Impfkomplikation. Auch der Zusammenhang zwischen der Masernimpfung und Autismus ist nicht belegt.

Verfügbar sind nur noch Dreifachimpfstoffe gegen Masern, Mumps und Röteln und Vierfachimpfstoffe zusätzlich gegen Windpocken. Die Einzelimpfstoffe wurden nach und nach vom Markt genommen, wodurch in Deutschland auch die Impfungen gegen Mumps und Röteln verpflichtend wurde.

Ungeachtet dessen erklärte das Bundesverfassungsgericht die 2020 eingeführte Impfpflicht für verfassungskonform. Bei Eintritt in eine Gemeinschaftseinrichtung muss in Deutschland ein Masernschutz (zweimalige Impfung oder vorhandene Masern-Antikörper) nachgewiesen werden.

Impfmöglichkeiten gegen Masern:

- **MMRVaxPro®** und **Priorix®**: Dreifachimpfstoffe gegen Masern, Mumps und Röteln
  Priorix® enthält keine Gelatine und ist besser verträglich.

- **Priorix Tetra®** und **ProQuad®**: Vierfachimpfstoffe gegen Masern, Mumps, Röten und Windpocken. Im Grunde überflüssig, da die Windpockenimpfung einzeln besser vertragen wird.

Empfohlen sind zwei Impfungen im Abstand von mindestens vier, bei Vierfachimpfstoffen mindestens sechs Wochen. Eine Alternative ist der Nachweis schützender Antikörper im Blut (frühestens sechs Wochen nach der ersten Impfung).

Mumps

Das Mumpsvirus verursacht eine Entzündung der Speicheldrüsen: Die Region vor den Ohren – oft auch nur eine Seite – ist über einige Tage geschwollen und schmerzhaft, z. B. beim Kauen. Meist tritt begleitend Fieber auf.

Die Krankheit verläuft nahezu immer harmlos. Selten führt sie zu einer gutartigen Hirnhautentzündung, sehr selten zu einem Innenohrschaden, der allerdings auch nach der Mumpsimpfung vorkommen kann.

Als Argument für die Impfung wird die Hodenentzündung mit Beeinträchtigung der Fruchtbarkeit angeführt. Diese Komplikation tritt jedoch nur bei geschlechtsreifen Männern auf. Eine beidseitige Hodenentzündung mit Unfruchtbarkeit ist extrem selten.

Mumps gehört zu den Krankheiten, die sehr wahrscheinlich einen Schutz vor bestimmten Krebserkrankungen im späteren Leben vermittelt. Für Frauen, die Mumps durchgemacht haben, sinkt das Risiko von Eierstockkrebs um bis zu zwanzig Prozent. Die Mumpsimpfung bietet diesen Schutz nicht.

Die Mumpsimpfung ist für alle Kinder gegen Ende des ersten Lebensjahres (A/CH: ab neun Monaten, D: ab elf Monaten), in Kombination mit dem Masern- und Rötelnimpfstoff oder als Vierfachimpfung zusätzlich gegen Windpocken, empfohlen.

Die Versagerquote ist hoch und nimmt mit dem Abstand zur Impfung zu. Immer häufiger werden Mumpsausbrüche und -komplikationen unter jungen Erwachsenen beobachtet, inzwischen wahrscheinlich mehr als vor der Impfära. Junge Männer sind besser vor Mumps geschützt, wenn zumindest die zweite Impfung vor der Pubertät verabreicht wurde.

Da es keine Einzelimpfstoffe gegen Masern mehr gibt, muss zumindest in Deutschland schon im Kleinkindalter gegen Mumps geimpft werden. Eine natürliche Durchseuchung in der Kindheit ist dadurch sehr unwahrscheinlich. Sie könnten Ihr Kind aber zunächst nur einmal gegen MMR impfen lassen und frühestens sechs Wochen später mit einer Antikörpermessung im Blut den Masernschutz nachweisen. Mit der zweiten MMR-Impfung könnten Sie dann bis zum Schulalter oder zur Pubertät warten. Dadurch werden sowohl der Masern- als auch der Mumpsschutz im Erwachsenenalter optimiert.

Die Impfrisiken

Mögliche Nebenwirkungen der Mumpsimpfung sind Beschwerden an der Impfstelle, allergische Reaktionen und sehr selten »Impf-Mumps« bis hin zu Hirnhautentzündung oder Innenohrschwerhörigkeit.

Impfmöglichkeiten gegen Mumps:

Gegen Mumps gibt es nur noch Kombinationsimpfstoffe.

- **MMRVaxPro®** und **Priorix®**: Dreifachimpfstoffe gegen Masern, Mumps und Röteln. **Priorix®** enthält keine Gelatine und ist besser verträglich

- **Priorix Tetra®** und **ProQuad®:** Vierfachimpfstoffe gegen Masern, Mumps, Röten und Windpocken. Im Grunde überflüssig, da die Windpockenimpfung einzeln besser vertragen wird.

Für einen akzeptablen Mumpsschutz empfiehlt sich eine zweite Impfung zum Zeitpunkt der Pubertät.

Röteln

Die Röteln sind eine völlig harmlose Kinderkrankheit. In der Frühschwangerschaft können sie jedoch zur Fruchtschädigung mit schweren Missbildungen führen, zur sogenannten Röteln-Embryopathie, und in späteren Schwangerschaftsmonaten zu Organschäden (Herzfehler, Schwerhörigkeit, grauer Star).

Eine Rötelnerkrankung in der Kindheit vermittelt einen lebenslangen Schutz. Die Wahrscheinlichkeit, Röteln zu bekommen, ist jedoch heute sehr gering, weil die meisten Kinder geimpft sind und die Impfung sehr effektiv ist.

Die Impfung ist zusammen mit der Masern- und Mumpsimpfung gegen Ende des ersten Lebensjahres empfohlen, mit Auffrischung im Abstand von mindestens vier Wochen. Hintergrund der Impfempfehlung schon in der frühen Kindheit ist die Absicht, die Röteln auszurotten und dadurch auch Schwangere, die keine Immunität haben, vor einer Rötelninfektion zu schützen.

Die zweimalige Impfung schützt mit hoher Sicherheit vor Röteln und vor der Erkrankung des Ungeborenen: Es ist noch kein Fall von Rötelnembryopathie bei einer zweimal geimpften Frau vorgekommen. Antikörperuntersuchungen und Nachimpfungen, wie sie manchmal noch empfohlen werden, erübrigen sich also.

Anders verhält es sich nach nur einer einzigen Rötelnimpfung. Die Weltgesundheitsorganisation hält das zwar für ausreichend; da es aber doch gelegentlich Impfversager gibt, sollte sicherheitshalber eine Antikörperuntersuchung durchgeführt und gegebenenfalls nachgeimpft werden.

Die Impfungen gegen Röteln, Masern und Mumps gibt es nur noch im Gesamtpaket. In Deutschland ist dies in Gemeinschaftseinrichtungen verpflichtend. Erwachsene Frauen sollten auf jeden Fall gegen Röteln geimpft sein, um kein Risiko in einer Schwangerschaft einzugehen. Mit einer natürlichen Durchseuchung ist heute kaum mehr zu rechnen, so dass sich eine vorherige Titerbestimmung erübrigt.

Die Impfrisiken

Eine häufige Nebenwirkung der Rötelnimpfung sind Gelenkschmerzen. Selten treten Nervenschädigungen oder Blutungserkrankungen auf, sehr selten chronisch-rheumatische Erkrankungen. Die Dreifachkombination MMR vergrößert zumindest im Kleinkindalter das Risiko einer Neurodermitis.

Die Impfung ist ein potenzielles Risiko für Ungeborene. Erwachsene Frauen sollten daher nur während oder kurz nach der Regelblutung geimpft werden.

Impfmöglichkeiten gegen Röteln:

Ein Röteln-Einzelstoff ist nicht mehr im Handel, es gibt nur noch Kombinationsimpfstoffe.

- **MMRVaxPro®** und **Priorix®**: Dreifachimpfstoffe gegen Masern, Mumps und Röteln
- **Priorix®** enthält keine Gelatine und ist besser verträglich.

- **Priorix Tetra®** und **ProQuad®**: Vierfachimpfstoffe gegen Masern, Mumps, Röteln und Windpocken. Im Grunde überflüssig, da die Windpockenimpfung einzeln besser vertragen wird.

Windpocken

Die Windpocken sind eine Viruserkrankung mit jucken-
den Bläschen. In der Kindheit heilt die Krankheit regelmäßig folgenlos ab und ist nur problematisch bei Immun-
schwächekrankheiten oder Chemotherapie und für Eltern,
die ihr Kind nicht einige Tage zu Hause betreuen können.
Das Durchmachen der Windpocken vermittelt eine lebenslange Immunität und bietet einen gewissen Schutz vor
allergischen Krankheiten und wahrscheinlich auch vor bestimmten Hirn- und Knochentumoren.
Im Erwachsenenalter führen die Windpocken häufig zu einer schweren Lungenentzündung und anderen Komplikationen. Besonders gefährdet sind Schwangere, Ungeborene
und das Neugeborene, wenn die Mutter bisher keine Windpocken hatte und kurz vor der Entbindung angesteckt wurde.
In Deutschland, Österreich und der Schweiz ist die Impfung
bei allen Kindern ab dem zwölften Lebensmonat empfohlen. Sie hat jedoch eine unsichere Langzeitwirkung und
schickt einen Teil der Geimpften ohne Schutz ins Erwachsenenalter, mit den bekannten Risiken vor allem in einer
Schwangerschaft. Zudem erhöht sie die Wahrscheinlichkeit
der Gürtelrose bei einer ganzen Generation von Erwachsenen, weil bei ihnen durch den selteneren Kontakt zu Windpocken die Immunität gegen das Virus nicht erhalten bleibt.
Die Impfung ist in jedem Fall indiziert und empfohlen:
- bei Kindern mit engem Kontakt zu Patienten mit Im-
  munschwächekrankheit oder Chemotherapie,
- bei Jugendlichen und Erwachsenen, die noch keine

Windpocken hatten. Erwachsene Frauen sollten besser während oder kurz nach der Regelblutung geimpft werden, damit eine Schwangerschaft ausgeschlossen ist.

Sinnvoll ist ein vorheriger Antikörpertest, da Windpocken in der frühen Kindheit unbemerkt verlaufen können.
Die Gürtelrose-Impfung mit **Shingrix®** ist in Deutschland ab 60 Jahren, in Österreich ab 50 Jahren und in der Schweiz ab 65 Jahren empfohlen.

Die Impfrisiken

Die Windpockenimpfung führt gelegentlich zu Impfwindpocken und in sehr seltenen Fällen zu schweren Nebenwirkungen wie allergischem Schock oder neurologischen Komplikationen. Frisch Geimpfte sind ansteckend für Kontaktpersonen, z. B. für nicht immune Schwangere.

Impfmöglichkeiten gegen Windpocken:

Für einen einigermaßen akzeptablen Impfschutz sind zwei Impfungen im Abstand von sechs Wochen oder mehr notwendig.

- Zugelassene Einzelimpfstoffe sind **Varilrix®** und **Varivax®**, beide sind austauschbar. **Varivax®** enthält Gelatine und somit auch Spuren von Glyphosatr.
- Kombinationsimpfstoffe **Priorix Tetra®** und **ProQuad®**: Vierfachimpfstoffe gegen Masern, Mumps, Röteln und Windpocken. Im Grunde überflüssig, da die Windpockenimpfung einzeln besser vertragen wird.

HPV (Humanes Papilloma Virus)

HPV sind die häufigsten sexuell übertragenen Viren und im Grunde normaler Bestandteil des menschlichen Sexuallebens. Es gibt über hundert verschiedene Typen. Die etwa zwanzig sogenannten Hochrisiko-HPV können chronische Infektionen und Zellveränderungen am Gebärmutterhals hervorrufen, die in sehr seltenen Fällen zu Krebs entarten.

Der Gebärmutterhalskrebs ist der zwölfthäufigste Krebs bei Frauen. Seine Entstehung wird durch bestimmte Risikofaktoren begünstigt: Rauchen, jahrelanges Einnehmen der Pille und ungeschützter Geschlechtsverkehr mit häufig wechselnden Partnern. Einen nachweisbaren Schutz vor der Übertragung von HPV bieten Barrieremethoden und Genitalhygiene beim Mann: tägliches Waschen des Penis mit Seife.

Gebärmutterhalskrebs wurde schon vor Einführung der HPV-Impfung immer seltener. Jede Frau kann sich schützen durch Vermeiden von Risikofaktoren und Teilnahme an der Früherkennung. Der PAP-Test und die Behandlung auffälliger Befunde verringern das Risiko um über neunzig Prozent. Todesfälle werden zu hundert Prozent verhindert.

Die Impfung gegen HPV wird als »Impfung gegen Krebs« beworben. **Cervarix®** ist gegen zwei, **Gardasil 9®** gegen sieben Hochrisiko-HPV gerichtet. Die Impfstoffe wurden überstürzt und ohne fundierte Nutzenbelege und Sicherheitsuntersuchungen eingeführt. Spätere Untersuchungen ergaben, dass zur Verhinderung einer Krebsvorstufe bis zu tausend Mädchen geimpft werden müssen. Offene Fragen betreffen die Dauer der Impfwirkung und Erkrankungen durch Hochrisiko-HPV, die in den Impfstoffen nicht berücksichtigt sind *(»replacement«).* Letztlich ist unklar, ob der Nutzen der HPV-Impfstoffe ihre Risiken überwiegt. Auch Geimpfte sollten die Früherkennungsuntersuchung in Anspruch nehmen: Sie hat eine gesicherte Wirkung.

Die HPV-Impfung ist wegen des Herdenschutzes für Mädchen und Jungen gleichermaßen empfohlen: in Deutschland und Österreich für alle Neun- bis Vierzehnjährigen, in der Schweiz für alle Elf- bis Vierzehnjährigen. In Österreich wird die Impfung auch im Schulimpfprogramm angeboten.

Das aktuelle Impfschema sieht zwei Dosen im Abstand von sechs Monaten vor. Ab dem Alter von vierzehn (**Gardasil 9®**) bzw. fünfzehn Jahren (**Cervarix®**) sind drei Impfungen innerhalb eines halben Jahres empfohlen. Die WHO hält bei unter 15-Jährigen eine einzige Impfung, danach maximal zwei Impfungen für ausreichend. Die Impfserie soll vor dem ersten Sexualkontakt abgeschlossen sein, da dieser oft schon zur Erstinfektion mit HPV führt.

Die Impfrisiken

HPV-Impfstoffe sind mit potenten Wirkungsverstärkern, etwa nicht deklarierten DNA-Partikeln, ausgerüstet, die sehr starke und lange anhaltende Antikörperreaktionen hervorrufen. Sie haben dadurch ein erhöhtes Risiko für

Nebenwirkungen, darunter auch Impfreaktionen schwerer Art wie allergischer Schock oder die Auslösung verschiedener Autoimmunerkrankungen wie Nervenentzündungen, chronischem Schmerzsyndrom, anhaltende Kollapsneigung oder Eierstockversagen (»prämature Ovarialinsuffizienz«).

Diese gravierenden Nebenwirkungen haben eine Häufigkeit von 1:500 bis 1:1000. In Japan wurde die HPV-Impfempfehlung aus diesem Grund ausgesetzt.

Die hohen Kosten der Impfung ziehen angesichts der begrenzten Ressourcen Mittel aus anderen Bereichen des Gesundheitsbereichs ab. Würde man das Geld in Aufklärung, etwa Antiraucherkampagnen und in qualitätsgesicherte Vorsorgeuntersuchungen investieren, könnte man nahezu alle Fälle von Gebärmutterhalskrebs verhindern.

Impfmöglichkeiten gegen HPV:

Es gibt zwei Impfstoffe gegen HPV. Beide enthalten besonders aggressive Aluminiumverbindungen.

- **Cervarix®**: gegen zwei Risiko-HPV und zwei HPV, die Genitalwarzen verursachen; enthält 0,5 mg Aluminium-Ion.
- **Gardasil 9®** (in A und CH ausschließlich empfohlen): gegen sieben Risikoviren; enthält 0,5 mg Aluminium-Ion.

Grippe (Influenza)

Die echte Grippe (Influenza) ist eine häufige Virusinfektion. Sie kann ohne Laboruntersuchung kaum von den vielen anderen fieberhaften Infekten unterschieden werden,
die im Winterhalbjahr grassieren.

Die Krankheit beginnt oft schlagartig mit hohem Fieber,
Kopf- und Gliederschmerzen. In aller Regel verläuft sie
harmlos. Vor allem bei älteren Menschen kann sie jedoch
zu Lungenentzündungen und Kreislaufproblemen führen;
bei geschwächten oder chronisch kranken Menschen
kommen auch Todesfälle vor. Komplikationen werden
durch Fiebersenkung begünstigt.

Die Statistiken, die jährlich Tausende von Grippe-Todes-
fällen angeben, schreiben die höhere Sterblichkeit im Winterhalbjahr kurzerhand der Influenza zu. Damit soll ein
Argument für die lukrativste aller Impfungen geliefert
werden: Die Grippeimpfstoffe werden im Jahrestakt an
den jeweils zirkulierenden Grippevirus angepasst und neu
verabreicht.

Empfohlen ist die Grippeimpfung für ältere Menschen
(D: ab sechzig Jahren, A: ab fünfzig Jahren, CH: ab fünfund-
sechzig Jahren), für Patienten mit einer chronischen Grund-
erkrankung, für Personen mit einem erhöhten Krankheitsrisiko und für Kontaktpersonen zu Risikogruppen, etwa
medizinisches Personal. Auch Schwangere sollen sich ab
dem zweiten Schwangerschaftsdrittel impfen lassen.

Für Kinder ist die Impfung bei bestimmten Grunderkrankungen wie Asthma bronchiale empfohlen, in der Schweiz

auch für Frühgeborene in den ersten zwei Lebensjahren. Österreich und das Bundesland Sachsen empfehlen sogar die jährliche Grippeimpfung für alle Kinder ab dem siebten Lebensmonat.

Die Wirkung der Grippeimpfung wird von unabhängigen Forschern in Zweifel gezogen. Krankschreibungen, Krankenhausaufenthalte und Komplikationen werden durch die Impfung nicht seltener. Auch Risikopatienten wie alte Menschen oder Asthmatiker werden nicht vor schweren Krankheitsverläufen geschützt. Bei Kindern unter zwei Jahren liegt die Impfwirkung im Placebo-Bereich, bei älteren Kindern lässt sich kein Rückgang von Komplikationen nachweisen.

Die Situation der Impfforschung im Bereich Influenza ist besonders trostlos. Wirksamkeitsstudien sind regelmäßig von den Impfstoffherstellern finanziert. Es gibt kein unabhängiges Meldesystem, mit dem der Erfolg des Impfprogramms überwacht wird.

Die Impfrisiken

Auch die Sicherheit der Grippeimpfung ist unzureichend untersucht. Die jährliche Anpassung an die sich ständig verändernden Viren erfordert immer wieder neue Impfstoffe, und da kann es jedes Mal Überraschungen geben. So löste die Impfung gegen die Schweinegrippe im Winter 2009/10 eine Epidemie der autoimmunen »Schlafkrankheit« Narkolepsie aus.

Häufig treten nach der Impfung Krankheitsgefühl und Fieber auf, immer wieder werden allergische Reaktionen gemeldet. Bei Hühnerei-Allergikern ist die Impfung wegen ihres Gehalts an Ei-Protein riskant.

In seltenen Fällen kommt es zu neurologischen und immunologischen Nebenwirkungen, etwa Blutgefäßentzündungen oder rheumatischen Erkrankungen. Eine sehr seltene, aber charakteristische Impfkomplikation ist die Lähmungserkrankung Guillain-Barré.

Wiederholte Influenzaimpfungen blockieren den Aufbau einer langfristigen Immunität und führen gerade im Alter zu einer höheren Erkrankungs- und Komplikationswahrscheinlichkeit.

Impfmöglichkeiten gegen Grippe:

In den deutschsprachigen Ländern gibt es an die zehn Impfstoffe verschiedener Hersteller. Vergleichsstudien zwischen den ständig modifizierten Impfstoffen gibt es nicht.

Für Kinder ab dem dritten Lebensjahr steht der Lebendimpfstoff **Fluenz**® zur Verfügung, der als Nasenspray verabreicht wird. In Österreich ist er zur Erstimpfung ab dem dritten Lebensjahr empfohlen. In den USA wurde er wegen fehlender Wirksamkeit wieder aus der Impfempfehlung genommen.

Die höher dosierten Impfstoffe für ältere Menschen gehen mit einem erhöhten Risiko für Nebenwirkungen einher. An genetischen Grippeimpfstoffen auf mRNA-Basis wird geforscht.

FSME

Die FSME (Frühsommer-Meningoenzephalitis) ist eine Erkrankung des Nervensystems durch Viren, die von Zecken übertragen werden. Infektiöse Zecken leben nur in begrenzten geografischen Gebieten, sogenannten Naturherden. Auch in Hochrisikogebieten ist das FSME-Virus in höchstens einer von hundert Zecken nachzuweisen. Im Bergland oberhalb von 1500 Metern Höhe gibt es wegen der niedrigen Durchschnittstemperatur kaum Zecken.

Hauptverbreitungsgebiet der FSME in Europa sind Russland, das Baltikum, Nordostpolen, Tschechien, die südliche Slowakei, Ungarn, Slowenien, Süddeutschland (Ostbayern, südliches Baden-Württemberg), die Nordschweiz und Ostösterreich. Detaillierte Verbreitungskarten findet man im Internet, wobei das Informationsmaterial der Impfstoffhersteller oft fehlerhaft ist.

In Deutschland werden jährlich zwei- bis fünfhundert FSME-Fälle gemeldet, in der Schweiz und Österreich etwa hundert Fälle. Ein Teil der Meldungen sind Laborfälle, also Zufallsbefunde.

Die Inkubationszeit der FSME beträgt sieben bis vierzehn Tage, im Extremfall drei bis achtundzwanzig Tage. Die Mehrzahl der Infektionen verläuft ohne irgendwelche Beschwerden, aber mit lebenslang nachweisbaren Antikörpern.

Bei dreißig Prozent der Infizierten kommt es zu einer Art Sommergrippe mit Fieber, Glieder- und Kopfschmerzen. Auch diese Fälle gehen in die Statistik als »FSME-Erkran-

kung« ein, wenn durch eine Laboruntersuchung Antikörper nachgewiesen sind.

Etwa fünf Prozent der Infizierten erkranken an einer
gutartigen Hirnhautentzündung, weitere fünf Prozent an
einer Hirnentzündung mit Bewusstlosigkeit, Krampfanfällen und Lähmungen. Nur bei dieser Verlaufsform kann
es zu bleibenden Schäden kommen: Konzentrationsstö-
rungen, Kopfschmerzen und sehr selten Lähmungen oder
Hirnschäden.

Das Risiko schwerer FSME-Verläufe steigt mit dem Alter
und ist am höchsten bei über fünfzigjährigen Bewohnern
von Hochrisikogebieten. Eine spezifische Behandlung der
FSME gibt es nicht. Häufig heilen jedoch auch schwere
FSME-Erkrankungen völlig aus. Todesfälle sind äußerst selten.

Bei Kindern und Jugendlichen verläuft die FSME-Krankheit
nahezu ausnahmslos gutartig. Bei unter Zwölfjährigen ist
die Impfung überflüssig, da bei ihnen das Risiko für eine
FSME-Erkrankung mit Folgeschäden nahe null und damit
sicher unter dem Impfrisiko liegt. Auch für Urlauber in
FSME-Gebieten dürfte die Impfung zu riskant sein.

Die deutsche Impfkommission empfiehlt die FSME-Impfung für Personen, die in Risikogebieten wohnen, arbeiten
oder sich dort aufhalten und für die das Risiko eines Ze-
ckenstichs besteht. In Österreich ist die Impfung für die
gesamte Bevölkerung empfohlen. Die Schweizer Behörden
empfehlen die Impfung für Erwachsene und Kinder ab
drei Jahren, wenn sie in einem FSME-Gebiet wohnen oder
sich zeitweise dort aufhalten.

Die Impfrisiken

FSME-Impfstoffe fallen durch besonders häufige Meldungen von Nebenwirkungen auf, darunter auch schwere neurologische Erkrankungen wie Lähmungen, Ertaubung oder Multiple Sklerose. Jede dritte Meldung in Deutschland betrifft Kinder, unter anderem wegen Krampfanfällen, Nervenlähmungen oder Hirnentzündungen.

Da es keine Langzeitstudie gibt, in der die Komplikationen der FSME-Impfung mit Komplikationen der FSME-Erkrankung verglichen werden, muss die Impfentscheidung intuitiv gefällt werden. In erster Linie ist die Impfung für erwachsene Bewohner von Hochrisikogebieten zu erwägen, besonders für Bevölkerungsgruppen wie Gärtner, Förster, Waldarbeiter und Landwirte.

Impfmöglichkeiten gegen FSME:

- Für Kinder gibt es die Impfstoffe
  - **FSME-Immun® 0,25 ml Junior** und
  - **Encepur® Kinder,**
- für Erwachsene die Impfstoffe
  - **FSME-Immun® Erwachsene** und
  - **Encepur® Erwachsene.**

Die Impfstoffe enthalten Aluminium in vergleichbarer Konzentration. Die Impfung muss dreimal innerhalb eines Jahres erfolgen. Eine möglichst rasche Immunität wird erzielt, wenn die ersten beiden Impfungen im Abstand von zwei Wochen verabreicht werden, die dritte dann nach neun bis zwölf Monaten.

Auffrischungsimpfungen sollen laut Beipackzettel im Abstand von fünf Jahren erfolgen, bei über Sechzigjährigen schon nach drei Jahren. Der Impfschutz bleibt jedoch mindestens zehn Jahre bestehen. In der Schweiz sind daher Auffrischungen alle zehn Jahre empfohlen.

COVID-19

COVID-19 (Corona Virus Disease 2019) ist eine anstekende Erkältungskrankheit, die seit Ende 2019 wellenartig durch alle Länder der Welt zieht. Auslöser ist SARS-CoV-2, ein neues und sehr mutationsfreudiges Coronavirus. Das Infektionsgeschehen wurde 2020 von der WHO zur Pandemie erklärt.

Der Krankheitsverlauf ist meist harmlos, mit Fieber und Erkältungssymptomen über wenige Tage und manchmal länger anhaltender Erschöpfung. Der überwiegende Teil der Kontaktpersonen erkrankt gar nicht und immunisiert sich »still«, vor allem auch Kinder und Jugendliche. Ein Risiko für schwerere Verläufe haben alte Menschen und Patienten mit gravierenden Grunderkrankungen wie Krebs, Immunschwäche oder COPD.

In der Anfangszeit der Pandemie wurden viele Patienten vorschnell künstlich beatmet. Dieser therapeutische Panikmodus erhöhte die Sterblichkeit signifikant und führte zu Zigtausenden »Coronatoten«. Dennoch wurde im ersten Pandemiejahr 2020 nur bei den über 85-Jährigen eine erhöhte Sterblichkeit registriert. Das Risiko war insgesamt geringer als bei Influenzaausbrüchen und nahm mit jeder neuen Virusvariante weiter ab.

Zur Eindämmung und Überwindung der Pandemie wurden mit öffentlicher Unterstützung Impfstoffe in Rekordzeit entwickelt und zugelassen. Gefördert wurde vor allem die Entwicklung neuartiger genetischer Impfstoffe auf der Grundlage von Botenstoffen (mRNA-Impfstoffe, Virusvektorimpfstoffe). Hierbei werden Milliarden von Nanopartikeln injiziert, die in die menschlichen Zellen eindringen und sie zur Produktion von Spikeprotein umkodieren, welches dann die Abwehrreaktion auslöst. Trotz extrem kurzer Entwicklungszeit war die Zulassung der genetischen Impfstoffe nur eine Formsache.

Die COVID-19-Impfung wurde von der Politik unter erheblichem Druck eingeführt mit dem Ziel einer vollständigen »Durchimpfung« der gesamten Bevölkerung, auch der Kinder und Schwangeren. Bedenken des Robert Koch-Instituts und der STIKO wurden beiseite gewischt. Ungeimpfte wurden diskriminiert und ihrer Grundrechte beraubt, obwohl schon früh klar war, dass die Impfung ungenügend und kurz wirkt, die Virusausscheidung nicht verhindert und schwere Nebenwirkungen haben kann. Die STIKO-Impfempfehlung für Kinder und Schwangere und die Impfpflicht in medizinischen und pflegerischen Einrichtungen waren die traurigen Höhepunkte der Impfkampagne.

Unter der ersten Virusvariante (»Wuhan«) konnte die Impfung noch Krankheitsverläufe abmildern. Auf die Infektsterblichkeit hatte sie keinen Einfluss. Je mehr das SARS-CoV-2 mutierte, desto unwirksamer wurde die Impfung. Seit 2022 haben fast alle Menschen eine robuste Grundimmunität und sind besser als Geimpfte vor neuen Virusstämmen geschützt. Sie brauchen die Impfung nicht, sondern haben in Gegenteil ein erhöhtes Risiko für Nebenwirkungen.

Dennoch ist die jährliche Impfung im Herbst empfohlen mit Impfstoffen, die an die jeweils aktuelle Virusvariante angepasst sind,

- in Deutschland und Österreich für besonders gefährdete Personengruppen, Personen ab 60 Jahren und medizinisches und pflegerisches Personal,

- in der Schweiz für besonders gefährdete Personen und über 65-Jährige.

Wirksamkeitsstudien oder Untersuchungen der Sicherheit müssen von den Herstellern nicht mehr vorgelegt werden.

Die Impfrisiken

Die COVID-19-Impfstoffe sind die mit Abstand gefährlichsten Impfstoffe auf dem Markt, und dennoch unternehmen die Zulassungsbehörden nichts, was man auch nur annähernd als Verbraucherschutz bezeichnen kann. Unabhängige Studien zeigen ein hohes Risikopotential durch die Lipidnanopartikel, die große Menge gebildeter Spikeproteine und die Verunreinigung der Impfstoffe mit DNA.

Außerordentlich häufig sind Reaktionen an der Impfstelle, Fieber und allgemeines Krankheitsgefühl. Nicht selten werden Verdachtsfälle von schweren Impfnebenwirkungen gemeldet, etwa autoimmune und neurologische Erkrankungen, allergische Reaktionen, Thrombosen, Lungenembolien, Schlaganfälle, Herzinfarkte oder Lebererkrankungen. Die Häufigkeit einer ernstzunehmenden Herzmuskelentzündung bei jungen Männern liegt bei mindestens $1:3000$ und übersteigt deutlich das Risiko für eine schwere Coronaerkrankung. Mindestens jede zehnte Frau klagt nach der COVID19-Impfung über Menstruationsstörungen. Ein Zusammenhang zwischen Impfung und Fruchtabgang wird diskutiert.

Es werden auch immer wieder Todesfälle im Zusammenhang mit der Impfung gemeldet, in erster Linie bei sehr alten Menschen, aber auch bei jüngeren Menschen durch Herzstillstand, Hirnvenenthrombosen, Lungenembolien oder Leberschäden.

Die Massenimpfung der gesamten Bevölkerung war und ist ein riskantes Public-Health-Experiment. Von den Behörden werden die Risiken heruntergespielt, und Betroffene werden mit ihrem Problem alleingelassen.

Impfmöglichkeiten gegen COVID-19

Im Herbst 2025 waren folgende an die Variante Omikron JN.1 angepassten Impfstoffe auf dem Markt und von der WHO und den Impfkommissionen empfohlen:

- **Comirnaty JN.1®** (BioNTech/Pfizer), ein mRNA-Impfstoff in verschiedenen Dosen für Kinder und Erwachsene.
- **Spikevax JN.1®** (Moderna), ein mRNA-Impfstoff, dreimal höher dosiert als Comirnaty mit einem entsprechend höheren Nebenwirkungspotential, in Deutschland empfohlen ab dem Alter von 30 Jahren.
- **Nuvaxovid JN.1®** (Novavax), ein gentechnisch hergestellter konventioneller Impfstoff mit Zulassung ab 12 Jahren auf Basis von Spikeprotein und dem neuen Wirkungsverstärker Matrix-M1.

Die Virusvektorimpfstoffe sind wegen ihres extrem hohen Risikopotentials vom Markt verschwunden.

Respiratorisches Synzytial-Virus (RSV)

Die respiratorischen Synzytial-Viren gehören zu den häufigsten Erkältungsviren. Die meisten Fälle treten in den Monaten Januar und Februar auf. RSV werden über Atemtröpfchen übertragen, auch durch symptomlos Infizierte. Die Inkubationszeit liegt bei zwei bis acht Tagen. Eine RSV-Infektion hinterlässt keine zuverlässige Immunität, doch verlaufen wiederholte Infekte milder.

Die Diagnose wird durch den Virusnachweis im Speichel oder aus einem Rachenabstrich gestellt. Eine spezifische Behandlung gibt es nicht. Seit 2023 ist die RSV-Erkrankung namentlich meldepflichtig.

90 Prozent aller Kinder machen in den ersten zwei Lebensjahren eine RSV-Infektion durch. Bei manchen kommt es zu Atemnot durch Bronchitis oder Lungenentzündung, was für einige Tage Sauerstoffbehandlung notwendig machen kann. RSV-Infektionen sind die häufigste Ursache für atemwegsbedingte Krankenhausaufenthalte in den ersten Lebensjahren. Frühgeborene und Kinder mit schweren Herzfehlern oder Immundefekten sind besonders gefährdet. Ein deutlicher Risikofaktor ist Zigarettenrauch. Muttermilch ist ein Schutzfaktor.

Schwere, in seltenen Fällen lebensbedrohliche Erkrankungen kommen bei alten Menschen und Patienten mit Immunschwäche oder chronischen Herz- oder Lungenerkrankungen vor. Die STIKO empfiehlt daher für über 75-Jährige und für über 60-Jährige mit Risikofaktoren die Impfung gegen RSV. Die Häufigkeit und Schwere von

Atemwegsinfekten insgesamt wird allerdings dadurch nicht beeinflusst. Ein lebensverlängernder Effekt ist nicht belegt.

Zur RSV-Prophylaxe bei Säuglingen gibt es Präparate mit spezifischen Antikörpern, die das Eindringen des Virus in die Wirtszellen blocken. Bisher waren sie nur empfohlen für Frühgeborene mit besonderen Risiken. Sie senken zwar das Risiko einer Krankenhauseinweisung wegen RSV, verhindern aber weder Komplikationen noch tödliche Verläufe.

Seit 2024 rät die STIKO bei allen Säuglingen zur Injektion des langwirksamen Antikörperpräparats Nirsevimab (**Beyfortus®**): bei Neugeborenen, die im Herbst oder Winter geboren werden, möglichst rasch nach der Geburt und bei Kindern, die zwischen April und September geboren werden, im darauffolgenden Herbst. Nach der Herstellerstudie verringert Nirsevimab das Risiko, wegen einer RSV-Infektion ins Krankenhaus zu müssen, um etwa ein Prozent. Eine Verringerung der Infektsterblichkeit ist nicht belegt.

In einer Häufigkeit von etwa 1:100 verursacht Nirsevimab Fieber. Damit müssen künftig wohl Tausende fiebernde Neugeborene ambulant oder stationär untersucht werden, um eine gefährliche Neugeboreneninfektion auszuschließen. In Einzelfällen kam es in der Studie zu schweren allergischen Reaktionen, Blutgefäßentzündung oder Thrombozytopenie. Ungeklärt sind Risiken durch den Zusatzstoff Polysorbat 80 und nicht restlos entfernte DNA-Partikel.

Alles in allem ist für den Großteil der Säuglinge das Nutzen-Risiko-Verhältnis der routinemäßigen RSV-Prophylaxe schwer abzuwägen.

Reiseimpfungen

Die Reisemedizin hat sich zu einer reinen Impfmedizin entwickelt. Fortbildungen in diesem Bereich werden in hohem Maß von Impfstoffherstellern gesponsert. Viele Tropenmediziner empfehlen vor Fernreisen nahezu jede auf dem Markt vorhandene Impfung.

Die häufigsten Reiseerkrankungen wie Darminfektion, Malaria und Denguefieber werden jedoch durch unsaubere Lebensmittel, Trinkwasser und Insektenstiche übertragen und sind durch Impfungen nicht zu verhindern. Wichtiger als Impfungen sind folgende Vorsichtsmaßnahmen:

- Mückenschutz (Moskitonetz, Repellents)
- Vorsicht beim Essen und Trinken: nur Geschältes, Gekochtes und konfektionierte Getränke
- Vorsicht vor Tieren wie Hunden oder Affen, da Tollwut in vielen Ländern noch verbreitet ist
- gegebenenfalls (vor allem in Schwarzafrika) medikamentöse Malariaprophylaxe

Hepatitis A

Unangenehme und langwierige, aber gutartige Krankheit, übertragen durch Viren aus unsauberem Trinkwasser oder damit gewaschenen Speisen. Bei Kindern oft wenig oder keine Symptome, die Impfung ist eher bei Jugendlichen und Erwachsenen vor Fernreisen in Schwellen- und Entwicklungsländer angezeigt.

Ein relativ gut verträglicher Impfstoff ist **Havrix®**.

Tollwut

Praktisch immer tödlich endende Virusinfektion durch den Biss erkrankter Tiere, vor allem Hunde, aber auch Füchse, Katzen, Affen und Fledermäuse. Tollwut gibt es in den meisten Ländern Asiens, Afrikas und Lateinamerikas. Die wichtigste Vorsichtsmaßnahme ist Abstand zu streunenden Hunden und Katzen.

Die Impfung ist angezeigt vor allem bei Abenteuerreisen und Langzeitaufenthalten in Risikogebieten. Sie ist möglich als Vorbeugung vor Reiseantritt, aber auch noch *nach* einem Tierbiss als Impfserie, die aber unbedingt innerhalb von vierundzwanzig Stunden begonnen werden muss. Am besten verträglich ist der Impfstoff **Verorab®**.

Gelbfieber

Lebensbedrohliche Viruserkrankung, übertragen durch tropische Stechmücken. Risiko vor allem bei Reisen nach Westafrika und ins Amazonasbecken während der Regenzeit.

Die Impfung ist Pflicht für Reisende in die bekannten Risikogebieten. In den übrigen Ländern mit gelegentlichem Gelbfiebervorkommen muss die eher schlecht verträgliche Lebendimpfung gegen das individuelle Erkrankungsrisiko abgewogen werden.

Die Impfung ist nur in einer zertifizierten Gelbfieberimpfstelle möglich.

Japanische Enzephalitis

Durch Stechmücken übertragene gefährliche Hirnentzündung in ländlichen Reisanbaugebieten Asiens. Die Impfung ist ratsam bei einem Aufenthalt von mehr als vier Wochen während der Regenzeit in einem Risikogebiet. In touristisch erschlossenen Gebieten besteht kaum eine Gefahr.

Einziger empfehlenswerter Impfstoff: **Ixiaro®,** zwei Injektionen im Abstand von vier Wochen.

Cholera

Schwere Durchfallerkrankung in Ländern mit niedrigem Hygienestandard oder unter Katastrophenbedingungen. Vermeidbar durch Einhaltung hygienischer Vorsichtsmaßnahmen. Bei normalen Fernreisen besteht kein Ansteckungs- oder Erkrankungsrisiko.

Die orale Impfung ist nur vor einem Aufenthalt in Katastrophengebieten mit Choleragefahr in Betracht zu ziehen.

Typhus

Schwere, hoch fieberhafte Salmonellenerkrankung, übertragen durch unsauberes Wasser oder Speisen. Bei normalen Fernreisen ist das Erkrankungsrisiko sehr gering.

Der orale Impfstoff ist nahezu unwirksam, der intramuskuläre hat eine schlecht dokumentierte Wirkung und viele Nebenwirkungen.

Chikununya

Durch die Tigermücke übertragene Viruserkrankung mit Fieber und teilweise lange anhaltenden Gelenkschmerzen. Vorkommen vor allem in Ost- und Südostafrika, in Süd- und Südostasien und in Lateinamerika.

In Europa sind zwei Impfstoffe zugelassen, **Ixchiq**® und **Vimkunya**®, bei denen weder die Zuverlässigkeit noch die Dauer der Impfwirkung bekannt ist. Lokale und allgemeine Impfneben-wirkungen mit Fieber und Kopf- und Muskelschmerzen sind häufig.

Anhang

Hilfen für die Auswahl von Impfstoffen für die individuelle Impfentscheidung

(D = Deutschland, A = Österreich, CH = Schweiz).

Tabelle 1: Einzelimpfstoffe (Totimpfstoffe)

Impfstoff	Tetanus	Polio	Hib	Hepatitis B	Pneumokokken	Meningokokken
Tetanus Injektions-suspension® (D)	×					
IPV Mérieux® (D) Polio Salk Mérieux® (A) Poliorix® (CH)		×				
Hiberix® (D, CH)			×			
HBVax PRO® Engerix B®				×		
Prevenar 13® Vaxneuvance®					×	
Menjugate Kit® NeisVac-C®						×

Tabelle 2: Kombinationsimpfstoffe für Säuglinge und Kleinkinder (Totimpfstoffe)

Impfstoff	Tetanus	Diphtherie	Polio	Keuchhusten	Hib	Hepatitis B
Infanrix® (D)	×	×		×		
Tetravac® (CH) DTaP-IPV Vakzine SSI® (A)	×		×	×		
Infanrix®-IPV+Hib Pentavac®	×	×	×	×	×	
Hexyon® (D) Hexacima® (A) Vaxelis® Infanrix Hexa®	×	×	×	×	×	×

Tabelle 3: Kombinationsimpfstoffe mit Zulassung ab drittem bis fünftem Geburtstag (Totimpfstoffe)

Impfstoff	Tetanus	Diphtherie	Polio	Keuchhusten
Td-pur® ab 5 Jahren (in A ab 6 Jahren)	×	×		
Revaxis® zu Auffrischung ab 5 Jahren (in A ab 6 Jahren)	×	×	×	
Boostrix® (D, A, CH), Covaxis® (D) bzw. Triaxis® (A, CH) zur Auffrischung ab vier Jahren	×	×		×
Repevax® (D, A) zur Auffrischung ab drei Jahren Boostrix Polio® (D, A, CH) zur Auffrischung ab vier Jahren	×	×	×	×

Tabelle 4: Gehalt an Aluminium (Al^{3+}) in Impfstoffen

Hiberix®, IPV-Mérieux® (D), Menveo®, Nimenrix® (D, A), Polio Salk Mérieux® (A), Poliorix® (CH)	0,0 mg
Prevenar 13®, Prevenar 20®, Vaxneuvance®	0,13 mg
Engerix B Kinder®, HbVaxPro Kinder®, Trumenba®	0,25 mg
Pentavac®, Tetravac® (CH)	0,30 mg
Covaxis® (D) bzw Triaxis® (A, CH), DTaP-IPV Vakzine SSI® (A), Menjugate Kit®, Repevax®, Vaxelis® (Al-phosphatsulfat)	0,33 mg
Revaxis®	0,35 mg
Bexsero®, Boostrix®, Boostrix-Polio®, Engerix B Erwachsene®, HbVaxPro Erwachsene®, Infanrix® (D), Infanrix®-IPV+Hib, NeisVac-C®, Synflorix, Td-pur®	0,50 mg
Hexyon® (D), Hexacima® (A)	0,60 mg
Tetana Infjektionssuspension® (D)	0,70 mg
Infanrix Hexa®	0,80 mg

Weitere Infos zu Inhaltsstoffen: https://www.impf-info.de/die-impfungen/inhaltsstoffe.html

Weiterführende Literatur und Internetadressen

Impfungen grundsätzlich befürwortend:

Robert Koch-Institut: »Empfehlungen der Ständigen Impf-kommission (STIKO) am Robert Koch-Institut«. Börm Bruckmeier Verlag, 2025

Jan Leidel: »Impfen (33 Fragen – 33 Antworten, Bd. 9): Corona-Impfungen – Fakten und Hintergründe für Ihre Impfentscheidung«. Piper-Verlag, 2021

Impfempfehlungen im Internet – im Browser eingeben:

- für Deutschland: »Empfehlungen STIKO«
- für Österreich: »Impfplan Österreich«
- für die Schweiz: »Schweizerischer Impfplan«

Impfungen kritisch abwägend:

Martin Hirte: »Impfen – Pro & Contra, Das Handbuch für die individuelle Impfentscheidung«. Verlagsgruppe Droemer Knaur, 2015, Update 2025

Peter C. Gøtzsche: »Impfen – Für und Wider«. Riva-Verlag, 2021

Bert Ehgartner: »Was Sie schon immer über das Impfen wissen wollten: Der ultimative Ratgeber, kritisch & umfassend«. Klarsicht Verlag, 2023

Stephan Heinrich Nolte: »Maßvoll impfen: Risiken abwägen und individuell entscheiden – Eine Orientierungshilfe für Eltern«. Kösel-Verlag, 2015

Steffen Rabe: »Impf-info.de. Beiträge zu einer differenzierten Impfentscheidung«. http://impf-info.de/

Website des Vereins »Ärzte für individuelle Impfentscheidung»:
http://www.individuelle-impfentscheidung.de
Initiative Freie Impfentscheidung. https://impfentscheidung.
online/

Impfungen ablehnend:

Friedrich P. Graf: »Die Impfentscheidung: Ansichten, Überlegungen und Informationen – vor jeglicher Ausführung!«
Sprangsrade Verlag, 2013
Andreas Bachmair: »Leitfaden zur Impfentscheidung:
30 Fakten«. Eigenverlag, 2014
Website Impfkritik Deutschland: http://www.impfkritik.de
Website AEGIS Österreich: http://www.aegis.at
Website Netzwerk Impfentscheid Schweiz:
https://impfentscheid.ch/

Alles, was man
über Impfungen wissen muss

Martin Hirte

Impfen Pro & Contra

Das Handbuch für die individuelle Impfentscheidung
Mit aktualisiertem Corona-Kapitel

Dr. Martin Hirte, renommierter Facharzt für Kinderheilkunde, bietet mit diesem aufschlussreichen Ratgeber eine fundierte und praktische Orientierungshilfe bei der Impfentscheidung. Unter Einbeziehung der neuesten Forschungsergebnisse setzt er sich mit der Notwendigkeit und den Risiken von Impfungen auseinander. Anhand des umfassenden Überblicks über alle Impfmöglichkeiten kann man schnell und pragmatisch entscheiden, welche Impfungen man für sich selbst oder seine Kinder als sinnvoll erachtet.

Der komplett aktualisierte Impfklassiker für Deutschland, Österreich und die Schweiz bezieht neueste Forschungsergebnisse mit ein.

»Eine fundierte Entscheidungshilfe für Eltern.«
– *Gesundheitstipp*

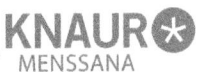

*Alles, was Sie zum Thema Gebärmutterhalskrebs
und HPV-Impfung wissen sollten*

Martin Hirte

HPV-Impfung

**Nutzen, Risiken und Alternativen
der Gebärmutterhalskrebs-Vorsorge**

Seit Jahren ist die HPV-Impfung gegen Gebärmutterhalskrebs im Kreuzfeuer. Wie sinnvoll ist es wirklich, diese Impfung für junge Mädchen einzusetzen?

Der Impfexperte Martin Hirte gibt eine Einschätzung, welcher Nutzen von der HPV-Impfung erwartet werden und welchen Schaden sie anrichten kann, sowie welche Alternativen es zur Impfung gibt.

»Martin Hirte gelingt es, kritisch über die Impfung zu schreiben, ohne in Polemik zu verfallen. Für Eltern und junge Frauen ist das Büchlein eine unverzichtbare Hilfe beim Impfentscheid.« – *Gesundheitstipp*

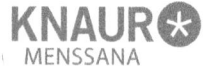

KNAUR✺
MENSSANA

Vistara H. Haiduk

Schüßler-Salze
für Psyche und Seele

Biomineralien für das innere Gleichgewicht

Psychische Beschwerden drücken sich oft über körperliche Symptome aus und geben Aufschluss über dahinterstehende Gedankenmuster.

Die Heilpraktikerin und Erfolgsautorin Vistara Haiduk erklärt in diesem praktischen Gesundheitsratgeber, wie wir solche Muster erkennen und psychische Beschwerden durch den gezielten Einsatz von Schüßler-Salzen selbst behandeln können. Die Autorin schildert ausgewählte Symptome und empfiehlt die passenden Schüßler-Salze für das innere Gleichgewicht. Komplett aktualisierte Neuausgabe.

KNAUR.LEBEN

Den Cholesterinspiegel
natürlich regulieren

Anne Simons

Cholesterin senken mit OPC

Wie der Vitalstoff natürlich hilft

Die OPC-Expertin Anne Simons zeigt, wie Cholesterin auf natürliche und sanfte Weise gesenkt werden kann: Wodurch entstehen zu hohe Cholesterinwerte? Wie kann OPC diese Entwicklung verhindern? Der Pflanzenstoff harmonisiert den Blutdruck, schützt die Gefäße und verhindert Ablagerungen. Dadurch stellt er einen einzigartigen Schutz vor Herz- und Hirninfarkt dar. In diesem Gesundheitsbuch informiert die erfolgreiche Ratgeber-Autorin über das heilende OPC und erklärt, wie man individuell Cholesterin dauerhaft in den Griff bekommen und die Herz-Kreislauf-Gesundheit erhalten kann.

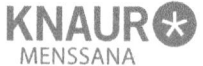

Chronische Entzündungen heilen und
das Immunsystem stärken

Dr. Johanna Budwig
– Stiftung –

Wissen, was stärkt

**Mit gesunden Fettsäuren
die Selbstheilungskräfte bei Entzündungen
aktivieren und das Immunsystem kräftigen**

Die bewährte Budwig-Ernährung trägt wesentlich dazu bei, unser Immunsystem kraftvoll und flexibel zu erhalten. Ist die Immunabwehr geschwächt, können latente chronische Entzündungsherde im Körper nicht heilen. Eine Ernährung auf Öl-Eiweiß-Basis ist in der Lage, den Heilungsprozess für diese Entzündungen nachhaltig zu unterstützen und das Gleichgewicht des Immunsystems wieder herzustellen.

Mit 50 neuen Budwig-Rezepten

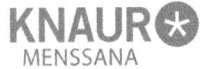

KNAUR✪
MENSSANA